Herbarium: Segredos e Sabedoria das Plantas Curativas

Por Carmellini Duarte

Esse livro foi feito com o intuito de educar e ensinar sobre as Ervas e uso delas, além disso contém algumas das ervas mais conhecidas ensinando suas propriedades.

Foi feito para todos aqueles que tem interesse em aprender mais sobre as ervas e como usar elas acrescentando benefícios para sua saúde.

Capítulo: A História da Herbologia e a Importância das Ervas Medicinais

A herbologia, o estudo das plantas e suas aplicações medicinais, remonta às primeiras civilizações humanas. Desde os tempos antigos, as ervas têm sido uma parte crucial da medicina, influenciando profundamente a forma como tratamos doenças e mantemos a saúde. Este capítulo explora a rica história da herbologia e destaca a importância contínua das ervas medicinais na medicina moderna.

Origens e Desenvolvimento da Herbologia

As primeiras evidências do uso de ervas medicinais podem ser encontradas em registros antigos de várias culturas ao redor do mundo. Os sumérios, por volta de 3000 a.C., registraram o uso de plantas como a mirra e o tomilho em tábuas de argila, demonstrando uma compreensão inicial de suas propriedades curativas. Paralelamente, os egípcios documentaram suas práticas medicinais em papiros, como o famoso Papiro Ebers, que lista centenas de plantas medicinais e suas aplicações. Este papiro, datado de cerca de 1550 a.C., é uma das mais antigas e extensas fontes de conhecimento médico.

Na China, a herbologia se desenvolveu de forma impressionante com textos clássicos como o "Shennong Ben Cao Jing" (Clássico da Matéria Médica do Agricultor Divino), datado de cerca de 200 a.C., que descreve centenas de ervas e suas propriedades medicinais. A tradição atribui a Shennong, o lendário Imperador Vermelho, a sistematização do uso de plantas medicinais, estabelecendo uma base sólida para a medicina tradicional chinesa.

Na Índia, o sistema de Ayurveda, que significa "ciência da vida", integrou o uso de ervas medicinais em seu núcleo desde 1500 a.C., com textos como o "Rig Veda" e o "Atharva Veda" fornecendo conhecimento detalhado sobre plantas e seus usos terapêuticos. As escrituras védicas e os tratados como o "Charaka Samhita" e o "Sushruta Samhita" compilaram vastas quantidades de informações sobre plantas medicinais, influenciando profundamente a prática médica indiana.

A Herbologia na Grécia e Roma Antigas

Os gregos e romanos também contribuíram significativamente para a herbologia. Hipócrates, conhecido como o "pai da medicina", utilizava ervas como o alho, a menta e a erva-cidreira para tratar diversas doenças. Ele acreditava que a doença era causada por desequilíbrios nos humores corporais e que as ervas poderiam ajudar a restaurar esse equilíbrio.

Teofrasto, um estudante de Aristóteles, escreveu "Historia Plantarum", um dos primeiros tratados botânicos sistemáticos, no qual ele catalogou e descreveu as propriedades medicinais de numerosas plantas. Sua abordagem empírica e sistemática estabeleceu as bases para a botânica como ciência.

Dioscórides, um médico e farmacologista grego que serviu no exército romano, compilou "De Materia Medica", uma obra monumental que permaneceu como referência principal na medicina europeia por mais de 1500 anos. Seu trabalho descreveu mais de 600 plantas medicinais e seus usos, influenciando profundamente a farmacologia e a botânica ocidentais. Dioscórides viajou extensivamente com o exército romano, coletando plantas e informações sobre suas propriedades medicinais, o que lhe permitiu criar um compêndio abrangente e prático.

A Herbologia na Idade Média e Renascimento

Durante a Idade Média, o conhecimento herbário foi preservado principalmente em mosteiros, onde monges beneditinos cultivavam jardins de ervas e transcreviam manuscritos antigos. Estes mosteiros funcionavam como centros de aprendizado e prática médica, garantindo que o conhecimento sobre as plantas medicinais não se perdesse. Hildegarda de Bingen, uma abadessa alemã, escreveu extensivamente sobre ervas e suas propriedades curativas, integrando a medicina com a espiritualidade. Seus escritos, como o "Physica" e o "Causae et Curae", forneceram insights valiosos sobre o uso de plantas medicinais na cura de doenças.

O Renascimento trouxe uma revitalização do interesse pelo estudo das plantas. O desenvolvimento da imprensa permitiu a disseminação mais ampla de textos herbários, democratizando o acesso ao conhecimento botânico. "Herball", de John Gerard, publicado em 1597, tornou-se um dos textos mais influentes da época, combinando conhecimento tradicional com novas descobertas botânicas. Nicholas Culpeper, em "The Complete Herbal" (1653), traduziu e reinterpretou os textos médicos latinos, tornando-os acessíveis ao público em geral e destacando o uso de ervas medicinais no tratamento de doenças comuns.

A Importância Contínua das Ervas Medicinais

No século XIX, o avanço da química permitiu a síntese de compostos ativos encontrados em plantas, levando à criação de medicamentos modernos. No entanto, as ervas medicinais nunca perderam sua relevância. Muitos fármacos contemporâneos são derivados de plantas; por exemplo, a aspirina é baseada no ácido salicílico encontrado no salgueiro, e a morfina é extraída do ópio.

Na medicina moderna, a fitoterapia continua a ser uma disciplina vital. A Organização Mundial da Saúde estima que cerca de 80% da população mundial ainda depende de remédios herbais para cuidados primários de saúde. As ervas são usadas tanto em práticas tradicionais quanto em tratamentos integrativos, oferecendo benefícios como efeitos colaterais reduzidos e tratamentos complementares para condições crônicas. A pesquisa científica contemporânea continua a explorar o potencial terapêutico das plantas, descobrindo novos compostos e validando usos tradicionais.

Além de suas aplicações médicas, as plantas têm um papel ecológico e cultural importante. A conservação da biodiversidade vegetal é crucial para a descoberta de novos medicamentos e para a sustentabilidade dos ecossistemas. Culturalmente, o uso de ervas medicinais é parte integrante de muitas tradições e práticas espirituais, refletindo uma conexão profunda entre as comunidades e o ambiente natural. As práticas herbárias são transmitidas de geração em geração, preservando um legado de conhecimento e respeito pela natureza.

A história da herbologia é um testemunho da engenhosidade humana e da nossa relação íntima com a natureza. Desde os primeiros registros até as práticas modernas, as ervas medicinais têm sido uma ferramenta essencial na busca pela saúde e bem-estar. À medida que continuamos a explorar o potencial das plantas medicinais, honramos um legado milenar que une ciência, cultura e natureza em um esforço contínuo para melhorar a vida humana.

Capítulo: A Importância da Herbologia: Benefícios e Aplicações Atuais

A herbologia, enquanto ciência e prática, tem resistido ao teste do tempo e continua a desempenhar um papel vital na medicina moderna. Este capítulo explora os inúmeros benefícios das ervas medicinais e suas diversas aplicações atuais, evidenciando como a integração da sabedoria tradicional com a pesquisa científica contemporânea pode proporcionar soluções eficazes e seguras para a saúde humana.

Benefícios das Ervas Medicinais

1. **Tratamento Natural e Eficaz**: Muitas ervas contêm compostos ativos que podem tratar uma variedade de condições de saúde. Por exemplo, o alho (Allium sativum) é amplamente reconhecido por suas propriedades antimicrobianas e cardiovasculares. Estudos mostram que o alho pode reduzir a pressão arterial e melhorar a saúde do coração, sendo um componente valioso em dietas saudáveis. Além disso, a equinácea (Echinacea purpurea) é utilizada para fortalecer o sistema imunológico e prevenir infecções respiratórias.

2. **Redução de Efeitos Colaterais**: Comparadas aos medicamentos sintéticos, muitas ervas medicinais apresentam menos efeitos colaterais. Por exemplo, a camomila (Matricaria chamomilla) é usada para aliviar a ansiedade e promover o sono sem os efeitos

adversos comuns dos sedativos farmacêuticos. Outra erva, a valeriana (Valeriana officinalis), é conhecida por suas propriedades calmantes e é usada para tratar distúrbios do sono e nervosismo sem causar dependência.

3. **Acessibilidade e Custo-Benefício**: As ervas medicinais são frequentemente mais acessíveis e econômicas do que os medicamentos convencionais, especialmente em regiões onde o acesso aos cuidados de saúde é limitado. Plantas como a aloe vera (Aloe barbadensis) podem ser cultivadas em casa e usadas para tratar queimaduras e irritações cutâneas. Além disso, a calêndula (Calendula officinalis) é amplamente utilizada em preparações tópicas para promover a cicatrização de feridas e reduzir a inflamação.

4. **Prevenção de Doenças**: Muitas ervas possuem propriedades antioxidantes e anti-inflamatórias que ajudam na prevenção de doenças crônicas. O açafrão-da-terra (Curcuma longa), por exemplo, contém curcumina, um potente anti-inflamatório e antioxidante que tem sido estudado por seus potenciais benefícios na prevenção do câncer e doenças neurodegenerativas. Da mesma forma, o chá verde (Camellia sinensis) é consumido por suas propriedades antioxidantes e por ajudar na prevenção de doenças cardiovasculares e no controle do peso.

Aplicações Atuais da Herbologia

1. **Medicina Complementar e Integrativa**: As ervas medicinais são frequentemente utilizadas em conjunto com tratamentos convencionais para melhorar os resultados terapêuticos. A fitoterapia, que utiliza extratos de plantas em formas como chás, cápsulas e tinturas, é amplamente usada em medicina integrativa para tratar condições como ansiedade, insônia, artrite e problemas digestivos. A erva-de-

são-joão (Hypericum perforatum), por exemplo, é utilizada para tratar depressão leve a moderada e sintomas de menopausa.

2. **Cosméticos e Cuidado Pessoal**: A indústria de cosméticos utiliza extensivamente ervas medicinais devido às suas propriedades benéficas para a pele e o cabelo. A lavanda (Lavandula angustifolia), conhecida por suas propriedades calmantes e anti-inflamatórias, é um ingrediente comum em produtos de cuidado da pele e aromaterapia. A camomila é amplamente usada em produtos para a pele devido às suas propriedades anti-inflamatórias e calmantes, enquanto o óleo de tea tree (Melaleuca alternifolia) é conhecido por suas propriedades antimicrobianas e é usado em produtos para o tratamento da acne.

3. **Suplementos Alimentares**: Muitos suplementos alimentares incluem ervas para melhorar a saúde geral. O ginseng (Panax ginseng) é popular por suas propriedades energéticas e adaptogênicas, ajudando a combater o estresse e melhorar a vitalidade. A ashwagandha (Withania somnifera), uma erva adaptogênica usada na medicina ayurvédica, é conhecida por reduzir o estresse, melhorar a concentração e aumentar a resistência física.

4. **Alimentação e Nutrição Funcional**: As ervas são incorporadas na alimentação funcional para proporcionar benefícios à saúde além da nutrição básica. O chá verde (Camellia sinensis), rico em catequinas, é consumido por suas propriedades antioxidantes e por ajudar na perda de peso. O gengibre (Zingiber officinale) é usado para melhorar a digestão, aliviar náuseas e reduzir inflamações.

5. **Tratamento de Doenças Crônicas**: As ervas medicinais são usadas no tratamento de doenças crônicas como diabetes, hipertensão e dislipidemias. A

canela (Cinnamomum verum) é conhecida por ajudar a regular os níveis de açúcar no sangue, sendo uma aliada para diabéticos. A berberina, um composto encontrado em plantas como a uva-ursina (Berberis vulgaris), tem mostrado eficácia na redução dos níveis de colesterol e glicose no sangue.

Pesquisa Científica e Validação

A integração das ervas medicinais na medicina moderna tem sido facilitada por extensas pesquisas científicas que validam seus benefícios terapêuticos. Ensaios clínicos e estudos laboratoriais ajudam a identificar os compostos ativos nas plantas e a compreender seus mecanismos de ação. Por exemplo, estudos sobre o cardo-mariano (Silybum marianum) demonstraram que seu composto ativo, a silimarina, possui propriedades hepatoprotetoras, sendo usado no tratamento de doenças hepáticas. Outro exemplo é a pesquisa sobre o ginkgo biloba, que tem mostrado potencial para melhorar a função cognitiva e tratar distúrbios circulatórios.

A colaboração entre cientistas, médicos e herbalistas é crucial para a validação e padronização dos tratamentos herbais. A pesquisa contínua não apenas confirma os usos tradicionais, mas também descobre novas aplicações e potenciais terapêuticos das plantas medicinais. A integração de tecnologias avançadas, como a biotecnologia e a análise genômica, tem permitido uma compreensão mais profunda das propriedades medicinais das plantas e a identificação de novos compostos bioativos.

Citações e Referências

- **Hipócrates**, o "pai da medicina", dizia: "Deixe o alimento ser o seu remédio e o remédio ser o seu alimento." Este princípio é um pilar na herbologia, onde muitas plantas são usadas tanto como alimentos quanto como medicamentos.

- **OMS**: Segundo a Organização Mundial da Saúde, cerca de 80% da população mundial depende de remédios herbais para cuidados primários de saúde, destacando a importância global das ervas medicinais.

- **David Hoffmann**, um renomado herbalista, afirmou: "As plantas são as melhores aliadas da humanidade. Elas têm sido nossas companheiras ao longo de toda a história, e a herbologia é a ciência que nos ajuda a entender e usar esses dons da natureza de maneira eficaz e segura."

Desafios e Oportunidades

Enquanto a herbologia oferece inúmeros benefícios, também enfrenta desafios como a padronização e regulamentação dos produtos à base de plantas. A qualidade, a pureza e a dosagem dos produtos herbários podem variar, o que afeta a eficácia e a segurança. A pesquisa contínua e a colaboração entre cientistas, herbalistas e reguladores são essenciais para garantir que os produtos à base de plantas sejam seguros e eficazes.

Outro desafio é a sustentabilidade. A demanda crescente por plantas medicinais pode levar à superexploração e ao esgotamento de recursos naturais. Portanto, práticas de cultivo sustentável e conservação de plantas medicinais são cruciais para garantir que esses recursos estejam disponíveis para as futuras gerações.

A importância da herbologia na medicina contemporânea é indiscutível. As ervas medicinais oferecem tratamentos naturais e eficazes, reduzindo os efeitos colaterais e proporcionando uma alternativa acessível e econômica aos medicamentos convencionais. A pesquisa científica continua a validar e descobrir novas aplicações para as plantas medicinais, integrando a sabedoria ancestral com a inovação moderna. Ao valorizar e explorar o potencial das ervas, não apenas melhoramos nossa saúde, mas também honramos um legado de conhecimento e respeito pela natureza.

A continuidade da pesquisa, a promoção de práticas sustentáveis e a educação sobre o uso seguro e eficaz das ervas são essenciais para garantir que a herbologia permaneça uma parte vital e respeitada da medicina global. Este capítulo ilustra que, ao unirmos tradição e ciência, podemos criar um futuro onde a natureza e a medicina caminham de mãos dadas para o benefício da humanidade.

Capítulo: Fundamentos da Herbologia

A herbologia é a ciência e a prática de utilizar plantas e seus extratos para promover a saúde e tratar doenças. Este capítulo explora os fundamentos da herbologia, abordando seus princípios básicos, métodos de preparação e uso das ervas medicinais, e a importância da compreensão dos componentes químicos das plantas. Também serão discutidos os conceitos de dosagem, segurança e eficácia, além da integração da herbologia com outras práticas médicas.

O que é a Herbologia?

A herbologia, também conhecida como fitoterapia, é uma disciplina médica que estuda e utiliza plantas e seus extratos para fins terapêuticos. Esta prática tem raízes em todas as culturas e épocas, sendo um dos métodos mais antigos de tratamento de doenças. A herbologia abrange o uso de ervas em várias formas, incluindo infusões, decocções, tinturas, pós e óleos essenciais, para tratar uma ampla gama de condições de saúde.

Terminologia da Herbologia

A terminologia usada na herbologia é fundamental para a compreensão e comunicação eficaz dos métodos e aplicações das plantas medicinais. Alguns termos comuns incluem:

1. **Herbáceo**: Refere-se às plantas que têm caules verdes e tenros, como a hortelã (Mentha spp.) e o manjericão (Ocimum basilicum).

2. **Infusão**: Método de preparação onde as partes delicadas da planta, como folhas e flores, são mergulhadas em água quente para extrair seus compostos ativos. Exemplo: chá de camomila.

3. **Decocção**: Método de preparação onde partes duras da planta, como raízes, cascas e sementes, são fervidas para extrair os componentes ativos. Exemplo: decocção de gengibre.

4. **Tintura**: Solução alcoólica concentrada feita a partir de ervas frescas ou secas. Exemplo: tintura de equinácea.

5. **Cataplasma**: Preparação tópica onde ervas esmagadas ou em pó são aplicadas diretamente na pele para tratar inflamações ou lesões. Exemplo: cataplasma de alho para tratar infecções cutâneas.

6. **Óleos Essenciais**: Compostos aromáticos voláteis extraídos das plantas, usados em aromaterapia e cuidados com a pele. Exemplo: óleo essencial de lavanda.

7. **Extrato**: Preparação concentrada obtida por processos de extração de plantas, usado em cápsulas ou líquidos para facilitar o consumo. Exemplo: extrato de ginkgo biloba.

Métodos de Preparação de Ervas Medicinais

Os métodos de preparação são cruciais para garantir que os compostos ativos das ervas sejam extraídos de maneira eficaz e segura. Aqui estão alguns métodos detalhados:

1. **Infusões e Decocções**

   - **Infusões**: As infusões são preparadas despejando água quente sobre partes delicadas da planta, como folhas e flores. Este método é ideal para plantas cujos compostos ativos são sensíveis ao calor prolongado. Por exemplo, uma infusão de camomila (Matricaria chamomilla) é feita despejando água quente sobre as flores secas e deixando em infusão por cerca de 10-15 minutos.

   - **Decocções**: As decocções são preparadas

fervendo partes mais duras da planta, como raízes, cascas e sementes, para extrair os compostos ativos. Este método é adequado para materiais vegetais que necessitam de calor prolongado para liberar seus componentes terapêuticos. Um exemplo é a decocção de raiz de gengibre (Zingiber officinale), que é fervida em água por 20-30 minutos.

2. Tinturas

As tinturas são extratos alcoólicos concentrados de ervas frescas ou secas. O álcool atua como um solvente eficaz para extrair e preservar os compostos ativos das plantas. Para preparar uma tintura, as ervas são colocadas em um frasco de vidro e cobertas com álcool (geralmente vodka ou conhaque). O frasco é armazenado em local escuro por várias semanas, agitado ocasionalmente, e depois coado para separar o líquido do material vegetal.

3. Óleos Infusionados

Os óleos infusionados são preparados macerando ervas em um óleo base (como azeite ou óleo de coco) para extrair seus compostos lipossolúveis. Este método é frequentemente usado para preparar óleos para massagem e cuidados com a pele. Por exemplo, óleo de calêndula (Calendula officinalis) é preparado colocando flores de calêndula secas em um frasco com óleo base e deixando em infusão por várias semanas.

4. Extratos e Pó de Ervas

Os extratos de ervas são preparados concentrando os compostos ativos das plantas através de processos como evaporação ou liofilização. Os pós de ervas são obtidos secando e pulverizando as plantas. Estes métodos facilitam o consumo das ervas em formas de cápsulas ou comprimidos. Um exemplo é o extrato de ginkgo biloba, usado para melhorar a função cognitiva.

5. **Cataplasmas e Compressas**

Os cataplasmas são preparações tópicas onde as ervas são esmagadas ou moídas e aplicadas diretamente na pele para tratar inflamações, feridas ou dores. As compressas são pedaços de pano embebidos em infusões ou decocções de ervas e aplicados sobre a pele. Um exemplo comum é o cataplasma de alho, usado para tratar infecções cutâneas devido às suas propriedades antimicrobianas.

Princípios Básicos da Herbologia

1. **Holismo**: A herbologia adota uma abordagem holística para a saúde, considerando o indivíduo como um todo, incluindo corpo, mente e espírito. Acredita-se que as ervas medicinais não apenas tratam os sintomas, mas também abordam as causas subjacentes das doenças, promovendo o equilíbrio e a harmonia no organismo.

2. **Prevenção e Cura Natural**: A herbologia enfatiza a prevenção de doenças através do fortalecimento do sistema imunológico e da manutenção de um estilo de vida saudável. As ervas são usadas para apoiar os processos naturais de cura do corpo, estimulando suas capacidades inatas de auto-regeneração.

3. **Uso de Plantas Inteiras**: Ao contrário da medicina convencional, que frequentemente isola compostos específicos, a herbologia valoriza o uso de plantas inteiras ou seus extratos integrais. Acredita-se que os diversos componentes das plantas trabalham sinergicamente, proporcionando um efeito terapêutico mais equilibrado e eficaz.

4. **Conhecimento Tradicional e Científico**: A herbologia combina conhecimentos tradicionais transmitidos ao longo de gerações com evidências científicas modernas. Essa abordagem integrativa permite uma compreensão mais completa das propriedades e usos das plantas medicinais.

Componentes Químicos das Plantas Medicinais

As plantas medicinais contêm uma variedade de compostos químicos que contribuem para seus efeitos terapêuticos. Esses componentes podem ser classificados em várias categorias:

1. **Alcaloides**: Compostos que frequentemente têm efeitos poderosos no corpo. Exemplos incluem a morfina, da papoula (Papaver somniferum), usada como analgésico, e a cafeína, do café (Coffea spp.), que tem propriedades estimulantes.

2. **Flavonoides**: Antioxidantes potentes encontrados em muitas plantas, como o chá verde (Camellia sinensis) e os frutos cítricos. Eles ajudam a combater os radicais livres e a reduzir a inflamação.

3. **Glicosídeos**: Compostos que têm efeitos variados, incluindo os cardíacos, como a digoxina, derivada da dedaleira (Digitalis purpurea), usada para tratar insuficiência cardíaca.

4. **Óleos Essenciais**: Compostos aromáticos voláteis encontrados em plantas como a lavanda (Lavandula angustifolia) e a hortelã-pimenta (Mentha piperita). Eles têm propriedades antimicrobianas, anti-inflamatórias e calmantes.

5. **Taninos**: Compostos adstringentes encontrados em plantas como o carvalho (Quercus spp.) e a hamamélis (Hamamelis virginiana), usados para tratar inflamações e como cicatrizantes.

Dosagem e Segurança

A dosagem e a segurança são aspectos cruciais na prática da herbologia. A eficácia e a segurança das ervas medicinais dependem da correta identificação das plantas, da dosagem apropriada e do monitoramento dos efeitos no paciente.

1. **Dosagem Individualizada**: A dosagem de ervas medicinais deve ser adaptada às necessidades individuais, considerando fatores como idade, peso,

condição de saúde e sensibilidade a ervas específicas.

2. **Interações e Contraindicações**: As ervas medicinais podem interagir com medicamentos convencionais e outras ervas. É essencial conhecer as possíveis interações e contraindicações para evitar efeitos adversos. Por exemplo, a erva-de-são-joão (Hypericum perforatum) pode interferir com a eficácia de medicamentos como anticoagulantes e contraceptivos orais.

3. **Qualidade e Pureza**: A qualidade das ervas é fundamental para sua eficácia e segurança. É importante garantir que as ervas sejam cultivadas, colhidas e processadas de maneira adequada para preservar seus compostos ativos e evitar contaminações. A utilização de ervas de fontes confiáveis e com certificação orgânica pode ajudar a assegurar a pureza e a potência dos produtos herbais.

Integração com Outras Práticas Médicas

A herbologia pode ser integrada com outras práticas médicas para oferecer uma abordagem mais abrangente e personalizada ao tratamento de doenças e à promoção da saúde. A colaboração entre profissionais de saúde, incluindo médicos, fitoterapeutas e nutricionistas, pode proporcionar benefícios significativos para os pacientes.

1. **Medicina Integrativa**: A medicina integrativa combina tratamentos convencionais e alternativos baseados em evidências científicas para atender às necessidades de saúde dos pacientes de forma holística. A herbologia desempenha um papel importante nessa abordagem, oferecendo opções terapêuticas naturais e complementares.

2. **Terapias Complementares**: As ervas medicinais podem ser usadas como terapias complementares para apoiar os tratamentos convencionais. Por exemplo, a equinácea pode ser usada para reforçar

o sistema imunológico durante um tratamento de quimioterapia, ajudando a reduzir os efeitos colaterais.

3. **Aconselhamento e Educação**: Os profissionais de saúde podem fornecer aconselhamento e educação sobre o uso seguro e eficaz das ervas medicinais, ajudando os pacientes a fazer escolhas informadas e a integrar a herbologia em seus regimes de saúde de maneira segura.

A herbologia é uma prática rica e complexa, fundamentada em séculos de conhecimento tradicional e apoiada por evidências científicas modernas. Compreender os fundamentos da herbologia, incluindo a terminologia, os métodos de preparação e os princípios básicos, é essencial para aproveitar plenamente os benefícios das plantas medicinais. Ao integrar a herbologia com outras práticas médicas e considerar a dosagem, a segurança e a qualidade das ervas, podemos promover a saúde e o bem-estar de maneira holística e natural.

Capítulo: Ferramentas e Técnicas da Herbologia

A prática da herbologia envolve uma combinação de habilidades tradicionais e modernas, usando uma variedade de ferramentas e técnicas para colher, preparar e conservar plantas medicinais de maneira eficaz. Este capítulo aborda os equipamentos básicos essenciais para um herbalista, além de detalhar os métodos de colheita e conservação que garantem a preservação das propriedades terapêuticas das ervas.

Equipamentos Básicos

Para um herbalista, ter os equipamentos certos é fundamental para a preparação e utilização eficaz das ervas medicinais. Aqui estão algumas das ferramentas básicas e suas funções detalhadas:

1. **Tesouras e Facas de Colheita**

   ◦ **Tesouras de Poda**: Ferramentas essenciais

para cortar caules, folhas e flores de plantas medicinais. Tesouras de poda afiadas ajudam a colher as partes da planta de maneira limpa e precisa, minimizando danos e promovendo um novo crescimento saudável. Marcas recomendadas incluem Felco e Fiskars.

- **Facas de Colheita**: Facas afiadas são usadas para colher raízes e cascas de árvores. A faca deve ser mantida limpa e afiada para garantir cortes precisos e seguros.

2. **Pilões e Almofarizes**

- Ferramentas tradicionais utilizadas para triturar e moer ervas frescas ou secas. Pilões e almofarizes de materiais como granito ou cerâmica são preferidos por sua durabilidade e eficácia na liberação de óleos essenciais e outros compostos ativos.

3. **Frascos e Potes de Vidro**

- Frascos de vidro com tampas herméticas são indispensáveis para armazenar infusões, tinturas e óleos infusionados. O vidro é um material inerte que não reage com os compostos das plantas, preservando suas propriedades terapêuticas. Frascos âmbar ou azuis são preferidos para proteger contra a degradação pela luz.

4. **Balanças de Precisão**

- Balanças digitais de alta precisão são cruciais para medir quantidades exatas de ervas e outros ingredientes, garantindo a dosagem correta e a consistência nas preparações. Marcas recomendadas incluem Ohaus e Tanita.

5. **Peneiras e Coadores**

- Utilizados para filtrar infusões e decocções, peneiras e coadores ajudam a separar o material vegetal do líquido, garantindo uma preparação limpa e eficaz. Peneiras de aço inoxidável são duráveis e fáceis de limpar.

6. **Desidratadores**

   - Desidratadores elétricos são ferramentas úteis para secar ervas rapidamente e de maneira controlada, preservando seus compostos ativos e evitando a decomposição. Modelos como Excalibur são populares entre os herbalistas.

7. **Moedores de Ervas**

   - Moedores elétricos ou manuais são utilizados para transformar ervas secas em pó, facilitando sua incorporação em cápsulas, comprimidos e outras formas de administração. Moedores de café elétricos também podem ser usados para este propósito.

8. **Etiquetas e Canetas Marcadoras**

   - Etiquetas claras e permanentes são essenciais para identificar e datar as ervas colhidas e preparadas, garantindo a rotatividade do estoque e a manutenção da frescura e eficácia das ervas. Canetas de tinta resistente à água são recomendadas.

Colheita e Conservação

A colheita e a conservação adequadas são fundamentais para garantir que as ervas mantenham suas propriedades terapêuticas. A seguir, são descritos os métodos ideais para colher, secar e armazenar plantas medicinais.

Colheita de Ervas Medicinais

1. **Escolha do Momento Certo**

- **Folhas**: Devem ser colhidas antes da floração, quando os óleos essenciais e outros compostos ativos estão mais concentrados. Exemplos incluem folhas de hortelã (Mentha spp.) e de manjericão (Ocimum basilicum).
- **Flores**: Devem ser colhidas no início da floração, quando estão plenamente desenvolvidas. Exemplo: flores de camomila (Matricaria chamomilla).
- **Raízes**: Devem ser colhidas no outono, quando a planta direciona seus nutrientes para as raízes. Exemplo: raiz de dente-de-leão (Taraxacum officinale).
- **Sementes e Frutos**: Devem ser colhidos quando estão totalmente maduros. Exemplo: sementes de funcho (Foeniculum vulgare).

2. **Condições de Colheita**

- As ervas devem ser colhidas em dias secos e preferencialmente pela manhã, após o orvalho ter evaporado. Isso ajuda a minimizar a umidade, que pode levar à decomposição durante a secagem.

3. **Método de Colheita**

- Use tesouras afiadas ou facas para cortar partes da planta, evitando arrancar ou danificar a raiz. Deixe uma porção suficiente da planta para garantir seu crescimento contínuo. Por exemplo, ao colher folhas de hortelã, corte os caules a alguns centímetros do solo para permitir o rebrotamento.

Conservação de Ervas Medicinais

1. **Secagem**

- A secagem é um dos métodos mais comuns de conservação das ervas. Existem várias técnicas, incluindo:

- **Secagem ao Ar Livre**: Pendure pequenos ramos de ervas em local seco, escuro e bem ventilado. Amarre os ramos em pequenos maços e pendure de cabeça para baixo. Este método é ideal para ervas como lavanda (Lavandula angustifolia) e alecrim (Rosmarinus officinalis).

- **Secagem em Forno**: Para uma secagem rápida, ervas podem ser secas em forno a baixa temperatura (cerca de 35-45°C). Espalhe as ervas em uma única camada em uma assadeira e deixe a porta do forno entreaberta para permitir a circulação do ar.

- **Desidratadores**: Desidratadores elétricos oferecem uma secagem controlada e eficiente, preservando a qualidade das ervas. Ajuste a temperatura e o tempo de secagem de acordo com o tipo de erva.

2. **Armazenamento**

   - As ervas secas devem ser armazenadas em frascos de vidro ou recipientes herméticos, protegidas da luz, umidade e calor. Etiquete os recipientes com o nome da erva e a data de colheita para garantir a rotatividade do estoque. Armazene em um local fresco e escuro, como um armário ou despensa.

   - **Congelamento**: Algumas ervas frescas podem ser congeladas para conservar seus compostos ativos. Coloque as ervas lavadas e secas em sacos plásticos ou recipientes herméticos antes de congelar. Ervas como manjericão e salsa (Petroselinum crispum) congelam bem e mantêm seus sabores.

3. **Tinturas e Extratos**

   ◦ Preparar tinturas ou extratos é uma maneira eficaz de conservar as propriedades das ervas. As tinturas são soluções alcoólicas concentradas que podem durar vários anos quando armazenadas corretamente. Para preparar uma tintura, use uma proporção de erva fresca ou seca para álcool (geralmente vodka ou brandy) e deixe em infusão por várias semanas, agitando ocasionalmente.

4. **Óleos Infusionados**

   ◦ Infundir ervas em óleo é outra técnica de conservação. Os óleos infusionados devem ser armazenados em frascos de vidro escuro para proteger contra a luz e prolongar sua vida útil. Ervas como calêndula (Calendula officinalis) e erva de São João (Hypericum perforatum) são comumente infusionadas em óleos como azeite de oliva.

Citações e Referências

1. David Hoffmann, em seu livro "Medical Herbalism: The Science and Practice of Herbal Medicine", destaca a importância da precisão na colheita e preparação das ervas: "A prática cuidadosa na colheita e preparação das plantas é fundamental para garantir a máxima eficácia dos remédios herbais" [Hoffmann, 2003] .

2. Rosemary Gladstar, em "Herbal Healing for Women", enfatiza a importância da secagem adequada: "A secagem correta das ervas é essencial para preservar seus óleos voláteis e outros compostos benéficos" [Gladstar, 1993] .

A utilização de ferramentas adequadas e a aplicação de técnicas corretas de colheita e conservação são cruciais para a eficácia da herbologia. Equipamentos básicos como tesouras, pilões e frascos são indispensáveis para qualquer herbalista. Além disso, métodos adequados de colheita e conservação, como a secagem ao ar livre, o uso de desidratadores e a preparação de tinturas, garantem que as ervas mantenham suas propriedades terapêuticas ao longo do tempo. Com atenção cuidadosa a esses aspectos, a prática da herbologia pode ser realizada de maneira eficaz e segura, proporcionando os melhores benefícios das plantas medicinais.

Guia de Plantas Medicinais: Letra A

Este guia apresenta uma seleção de plantas medicinais que iniciam com a letra A, organizadas de forma a proporcionar uma visão detalhada sobre suas características, usos e cuidados. As informações são apresentadas de forma a facilitar a compreensão e aplicação no contexto da herbologia.

Aloe Vera

1. Nome Comum: Aloe Vera
2. Nome Científico: Aloe barbadensis miller
3. Família: Asphodelaceae
4. Descrição: Planta suculenta com folhas espessas e carnudas, que armazenam um gel transparente. As flores são tubulares e amarelas.
5. Habitat: Regiões áridas e semiáridas, originalmente nativa da Península Arábica.
6. Usos Medicinais: Hidratante e cicatrizante para a pele, auxilia na digestão, e pode ter propriedades anti-inflamatórias.
7. Métodos de Uso: Gel diretamente aplicado na pele, suco de aloe para consumo, cápsulas.
8. Contraindicações: Pode causar reações alérgicas em algumas pessoas, uso interno excessivo pode levar a

diarreia.

Anis Estrelado

1. Nome Comum: Anis Estrelado
2. Nome Científico: Illicium verum
3. Família: Schisandraceae
4. Descrição: Fruto seco com forma de estrela, sementes são usadas. O anis estrelado tem um aroma característico de anis.
5. Habitat: Nativo da China e do Vietnã, cresce em áreas subtropicais e tropicais.
6. Usos Medicinais: Carminativo, ajuda na digestão, alivia cólicas e problemas estomacais.
7. Métodos de Uso: Infusão, tintura, óleo essencial.
8. Contraindicações: Não deve ser usado em grandes quantidades; pode interagir com alguns medicamentos e causar reações alérgicas.

Arnica

1. Nome Comum: Arnica
2. Nome Científico: Arnica montana
3. Família: Asteraceae
4. Descrição: Planta herbácea perene com flores amarelas brilhantes, folhas ovais e rugosas.
5. Habitat: Regiões montanhosas da Europa e América do Norte, prefere solos secos e bem drenados.
6. Usos Medicinais: Analgésico e anti-inflamatório, utilizado para contusões, entorses e dores musculares.
7. Métodos de Uso: Pomadas e cremes tópicos, tinturas (uso externo apenas).
8. Contraindicações: Uso interno pode causar efeitos colaterais graves, como irritação gástrica. Não usar em pele danificada ou ferida.

Açafrão

1. Nome Comum: Açafrão
2. Nome Científico: Crocus sativus
3. Família: Iridaceae
4. Descrição: Planta bulbosa que produz flores roxas com estigmas laranja brilhante que são usados como especiaria.
5. Habitat: Nativo da Ásia Menor e do Oriente Médio, prefere climas temperados e solos bem drenados.
6. Usos Medicinais: Antioxidante, anti-inflamatório, pode melhorar o humor e a função cognitiva.
7. Métodos de Uso: Em pó (especiaria), infusões, extratos.
8. Contraindicações: Altas doses podem ser tóxicas; não recomendado para grávidas ou pessoas com problemas de coagulação sanguínea.

Abacaxi

1. Nome Comum: Abacaxi
2. Nome Científico: Ananas comosus
3. Família: Bromeliaceae
4. Descrição: Fruto tropical com casca espinhosa e polpa suculenta e doce. A planta tem folhas longas e espinhosas.
5. Habitat: Nativo da América do Sul, especialmente Brasil e Paraguai, cresce em regiões tropicais.
6. Usos Medicinais: Contém bromelina, uma enzima com propriedades anti-inflamatórias e digestivas, auxilia na digestão de proteínas.
7. Métodos de Uso: Consumo do fruto fresco ou suco, suplementos de bromelina.
8. Contraindicações: Pode causar reações alérgicas em algumas pessoas, especialmente se consumido em grandes quantidades.

Aroeira

1. Nome Comum: Aroeira
2. Nome Científico: Schinus terebinthifolius
3. Família: Anacardiaceae
4. Descrição: Árvore pequena ou arbusto com folhas pinadas e frutos vermelhos que são utilizados na medicina tradicional.
5. Habitat: Nativo do Brasil e outras partes da América do Sul, cresce em áreas tropicais e subtropicais.
6. Usos Medicinais: Tem propriedades antimicrobianas e anti-inflamatórias, usada para tratar infecções e doenças de pele.
7. Métodos de Uso: Extratos, pomadas, infusões.
8. Contraindicações: Pode causar reações alérgicas em algumas pessoas; uso prolongado pode levar a efeitos colaterais.

Alecrim

1. Nome Comum: Alecrim
2. Nome Científico: Rosmarinus officinalis
3. Família: Lamiaceae
4. Descrição: Planta perene com folhas aromáticas e estreitas, flores pequenas de cor azul ou branca.
5. Habitat: Regiões mediterrâneas, prefere solos bem drenados e sol pleno.
6. Usos Medicinais: Estimulante, digestivo, melhora a memória e pode aliviar dores musculares e dores de cabeça.
7. Métodos de Uso: Chá, óleo essencial, tintura, aditivo culinário.
8. Contraindicações: Não recomendado para grávidas em grandes quantidades, pode causar irritação na pele ou reações alérgicas.

Alcachofra

1. Nome Comum: Alcachofra
2. Nome Científico: Cynara scolymus
3. Família: Asteraceae
4. Descrição: Planta herbácea perene com grandes folhas espinhosas e botões florais comestíveis. Os botões são consumidos como vegetal e possuem propriedades medicinais.
5. Habitat: Nativo da região do Mediterrâneo, cresce em climas temperados e subtropicais.
6. Usos Medicinais: Auxilia na digestão, possui propriedades hepatoprotetoras e pode ajudar a reduzir o colesterol.
7. Métodos de Uso: Infusão de folhas, extratos, cápsulas.
8. Contraindicações: Pode causar reações alérgicas em pessoas sensíveis; não recomendado para pessoas com obstrução biliar.

Arruda

1. Nome Comum: Arruda
2. Nome Científico: Ruta graveolens
3. Família: Rutaceae
4. Descrição: Planta herbácea perene com folhas aromáticas e flores amarelas. Possui um aroma característico e é conhecida por suas propriedades medicinais.
5. Habitat: Nativa da região Mediterrânea, cresce em climas temperados e subtropicais.
6. Usos Medicinais: Tradicionalmente usada como antifúngica e antimicrobiana; pode ajudar a aliviar cólicas menstruais e problemas digestivos.
7. Métodos de Uso: Infusão, tintura, óleo essencial.
8. Contraindicações: Uso em grandes quantidades pode

ser tóxico, não recomendado para grávidas e pessoas com problemas hepáticos.

Árvore do Chá

1. Nome Comum: Árvore do Chá
2. Nome Científico: Melaleuca alternifólia
3. Família: Myrtaceae
4. Descrição: Arbusto perene com folhas finas e floridas, produz um óleo essencial muito utilizado. As folhas são pequenas e têm um aroma característico.
5. Habitat: Nativa da Austrália, cresce em áreas subtropicais e tropicais.
6. Usos Medicinais: Antisséptico, antimicrobiano, usado para tratar acne, infecções e como descongestionante nasal.
7. Métodos de Uso: Óleo essencial, pomadas, inalações.
8. Contraindicações: Pode causar irritação em pele sensível; deve ser usado com moderação e diluído para uso tópico.

Artemísia

1. Nome Comum: Artemísia
2. Nome Científico: Artemisia absinthium
3. Família: Asteraceae
4. Descrição: Planta herbácea com folhas prateadas e flores pequenas, amarelas. Conhecida por suas propriedades amargas e aroma forte.
5. Habitat: Nativa da Europa e Ásia, cresce em solos secos e bem drenados.
6. Usos Medicinais: Estimulante do apetite, digestivo, antiparasitário. Tradicionalmente usada para tratar vermes intestinais e problemas digestivos.
7. Métodos de Uso: Infusão, tintura, cápsulas.
8. Contraindicações: Uso excessivo pode causar

toxicidade; não recomendado para grávidas, lactantes ou pessoas com problemas hepáticos.

Alfavaca

1. Nome Comum: Alfavaca
2. Nome Científico: Ocimum basilicum
3. Família: Lamiaceae
4. Descrição: Planta anual com folhas verdes brilhantes e flores pequenas, geralmente brancas ou roxas. Tem um aroma característico.
5. Habitat: Nativa da Ásia e da África, cultiva-se em climas temperados e tropicais.
6. Usos Medicinais: Digestivo, anti-inflamatório, pode ajudar a aliviar estresse e sintomas de resfriado.
7. Métodos de Uso: Chá, óleo essencial, em pratos culinários.
8. Contraindicações: Geralmente segura em quantidades moderadas; uso excessivo pode causar irritação estomacal.

Açafrão-da-Terra

1. Nome Comum: Açafrão-da-Terra
2. Nome Científico: Curcuma longa
3. Família: Zingiberaceae
4. Descrição: Planta herbácea com raízes tuberosas de cor alaranjada e flores pequenas e amarelas. A raiz é amplamente utilizada como especiaria.
5. Habitat: Nativa da Índia e do Sudeste Asiático, cresce em regiões tropicais e subtropicais.
6. Usos Medicinais: Anti-inflamatório, antioxidante, pode ajudar na digestão e na saúde das articulações.
7. Métodos de Uso: Em pó (especiaria), cápsulas, tintura.
8. Contraindicações: Pode interagir com medicamentos anticoagulantes e causar distúrbios gástricos em doses

elevadas.

Açaí

1. Nome Comum: Açaí
2. Nome Científico: Euterpe oleracea
3. Família: Arecaceae
4. Descrição: Palmeira nativa da região Amazônica, produz pequenos frutos roxos escuros que são ricos em antioxidantes.
5. Habitat: Nativo da Bacia Amazônica, cresce em áreas alagadas e florestas tropicais.
6. Usos Medicinais: Antioxidante potente, pode ajudar na proteção cardiovascular e melhorar a energia e o bem-estar geral.
7. Métodos de Uso: Suco, polpa congelada, suplementos em pó.
8. Contraindicações: Geralmente seguro; porém, produtos processados podem conter açúcar ou aditivos.

Abóbora

1. Nome Comum: Abóbora
2. Nome Científico: Cucurbita pepo
3. Família: Cucurbitaceae
4. Descrição: Planta de frutos grandes e variados, geralmente com casca dura e polpa laranja. Possui sementes com propriedades medicinais.
5. Habitat: Nativa das Américas, cresce em climas temperados e tropicais.
6. Usos Medicinais: Diurético, pode ajudar a tratar problemas urinários e aliviar a hiperplasia prostática benigna.
7. Métodos de Uso: Sementes como suplemento, óleo de semente.

8. Contraindicações: Geralmente seguro; pode causar desconforto estomacal em grandes quantidades.

Asa-delta

1. Nome Comum: Asa-delta
2. Nome Científico: Asclepias curassavica
3. Família: Apocynaceae
4. Descrição: Planta perene com flores laranja ou vermelhas e folhas ovais. Conhecida por suas propriedades estimulantes e expectorantes.
5. Habitat: Nativa da América Tropical, cresce em solos bem drenados.
6. Usos Medicinais: Expectorante, pode ajudar a aliviar sintomas de resfriados e problemas respiratórios.
7. Métodos de Uso: Infusão, tintura.
8. Contraindicações: Pode causar irritação estomacal e deve ser usado com cautela.

Árnica-do-Montes

1. Nome Comum: Árnica-do-Montes
2. Nome Científico: Arnica montana
3. Família: Asteraceae
4. Descrição: Planta perene com flores amarelas brilhantes, utilizada para tratar contusões e dores musculares.
5. Habitat: Regiões montanhosas da Europa e América do Norte, prefere solos secos e bem drenados.
6. Usos Medicinais: Analgésico e anti-inflamatório, ideal para contusões e dores musculares.
7. Métodos de Uso: Pomadas, cremes, tinturas (uso externo apenas).
8. Contraindicações: Uso interno pode causar efeitos adversos; não usar em feridas abertas ou pele danificada.

Alecrim-do-Campo

1. Nome Comum: Alecrim-do-Campo
2. Nome Científico: Baccharis dracunculifolia
3. Família: Asteraceae
4. Descrição: Arbusto nativo do Brasil, com folhas aromáticas e flores pequenas e discretas. Tem propriedades medicinais valiosas.
5. Habitat: Cresce em áreas secas e abertas do Brasil.
6. Usos Medicinais: Anti-inflamatório, diurético, utilizado para problemas digestivos e respiratórios.
7. Métodos de Uso: Infusão, tintura.
8. Contraindicações: Pode causar reações alérgicas em algumas pessoas; usar com moderação.

Alpiste

1. Nome Comum: Alpiste
2. Nome Científico: Phalaris canariensis
3. Família: Poaceae
4. Descrição: Planta anual que produz sementes pequenas e nutritivas, usadas principalmente em alimentação animal, mas também possui propriedades medicinais.
5. Habitat: Nativa da região Mediterrânea, cresce em climas temperados.
6. Usos Medicinais: Tem propriedades diuréticas e pode ajudar na redução de peso e no controle da diabetes.
7. Métodos de Uso: Sementes moídas em pó, infusão.
8. Contraindicações: Pode causar efeitos adversos se consumido em grandes quantidades; consultar um profissional antes de uso terapêutico.

Azeitona

1. Nome Comum: Azeitona
2. Nome Científico: Olea europaea
3. Família: Oleaceae
4. Descrição: Árvore perene que produz frutos pequenos, geralmente verdes ou negros, conhecidos como azeitonas. O óleo extraído tem várias propriedades medicinais.
5. Habitat: Nativo da região Mediterrânea, cresce em climas temperados e subtropicais.
6. Usos Medicinais: Antioxidante, anti-inflamatório, pode ajudar a controlar a pressão arterial e melhorar a saúde cardiovascular.
7. Métodos de Uso: Óleo de oliva, infusão de folhas, extratos.
8. Contraindicações: Geralmente seguro, mas o óleo deve ser usado com moderação para evitar excesso de calorias.

Árnica-de-Montanha

1. Nome Comum: Árnica-de-Montanha
2. Nome Científico: Arnica montana
3. Família: Asteraceae
4. Descrição: Planta perene que produz flores amarelas brilhantes. Usada principalmente para tratamento de contusões e dores musculares.
5. Habitat: Regiões montanhosas da Europa e América do Norte, cresce em solos secos e bem drenados.
6. Usos Medicinais: Analgésico e anti-inflamatório, eficaz em pomadas e cremes para contusões, entorses e dores musculares.
7. Métodos de Uso: Pomadas, cremes, tinturas (uso externo).
8. Contraindicações: Não usar em feridas abertas ou pele danificada; uso interno pode causar efeitos adversos.

Ártemisia-do-Serpente

1. Nome Comum: Ártemisia-do-Serpente
2. Nome Científico: Artemisia vulgaris
3. Família: Asteraceae
4. Descrição: Planta perene com folhas prateadas e flores pequenas, amarelas. Conhecida por suas propriedades terapêuticas e uso tradicional.
5. Habitat: Nativa da Europa, Ásia e América do Norte, cresce em áreas de clima temperado e subtropical.
6. Usos Medicinais: Estimulante, digestiva, usada tradicionalmente para tratar distúrbios menstruais e problemas digestivos.
7. Métodos de Uso: Infusões, tinturas, cápsulas.
8. Contraindicações: Pode causar reações alérgicas e não é recomendada para grávidas.

Abobrinha

1. Nome Comum: Abobrinha
2. Nome Científico: Cucurbita pepo
3. Família: Cucurbitaceae
4. Descrição: Planta anual com frutos grandes e variados, geralmente de cor verde ou amarela. Possui sementes e frutos com propriedades medicinais.
5. Habitat: Nativa das Américas, cultiva-se em climas temperados e tropicais.
6. Usos Medicinais: Diurético, pode ajudar a tratar problemas urinários e aliviar a hiperplasia prostática benigna.
7. Métodos de Uso: Sementes como suplemento, extratos.
8. Contraindicações: Geralmente segura; pode causar desconforto estomacal em grandes quantidades.

Açucena

1. Nome Comum: Açucena
2. Nome Científico: Hippeastrum spp.
3. Família: Amaryllidaceae
4. Descrição: Planta bulbosa com flores grandes e vistosas, geralmente vermelhas, rosas ou brancas. É conhecida pela sua beleza ornamental e também possui usos medicinais
5. Habitat: Originária da América Central e do Sul, cresce em climas temperados e tropicais.
6. Usos Medicinais: Usada em algumas tradições para aliviar problemas respiratórios e como diurético.
7. Métodos de Uso: Infusões, extratos.
8. Contraindicações: Pode causar reações alérgicas; uso deve ser supervisionado por um profissional de saúde.

Aloe Vera

1. Nome Comum: Aloe Vera
2. Nome Científico: Aloe barbadensis miller
3. Família: Asphodelaceae
4. Descrição: Planta suculenta com folhas espessas e carnudas, que armazenam um gel claro e viscoso. Usada extensivamente para cuidados com a pele e bem-estar.
5. Habitat: Nativa da Península Arábica, cultivada em climas quentes e secos ao redor do mundo.
6. Usos Medicinais: Hidratante, cicatrizante, anti-inflamatório, utilizado para aliviar queimaduras, feridas e irritações na pele.
7. Métodos de Uso: Gel aplicado diretamente na pele, suco para ingestão.
8. Contraindicações: Uso interno pode causar diarreia e cólicas; deve ser usado com cautela e preferencialmente sob orientação profissional.

Aspérula

1. Nome Comum: Aspérula
2. Nome Científico: Asperula odorata
3. Família: Rubiaceae
4. Descrição: Planta herbácea perene com pequenas flores brancas e folhas ovais. Tem um aroma doce e é conhecida por suas propriedades medicinais.
5. Habitat: Nativa da Europa e da Ásia, cresce em áreas de clima temperado e subtropical.
6. Usos Medicinais: Usada como sedativo suave, para insônia e ansiedade, além de suas propriedades digestivas.
7. Métodos de Uso: Infusão, extrato.
8. Contraindicações: Geralmente segura em doses recomendadas; uso excessivo pode causar efeitos adversos.

Anis Estrelado

1. Nome Comum: Anis Estrelado
2. Nome Científico: Illicium verum
3. Família: Schisandraceae
4. Descrição: Fruto seco com formato de estrela, de cor marrom escuro. Possui um aroma doce e é amplamente usado na culinária e na medicina tradicional.
5. Habitat: Nativo da China e Vietnã, cresce em regiões subtropicais e tropicais.
6. Usos Medicinais: Carminativo, digestivo, pode aliviar problemas respiratórios e digestivos.
7. Métodos de Uso: Chá, tintura, especiaria.
8. Contraindicações: Pode causar reações alérgicas em algumas pessoas; deve ser usado com moderação.

Árvore do Pau-Brasil

1. Nome Comum: Pau-Brasil
2. Nome Científico: Caesalpinia echinata
3. Família: Fabaceae
4. Descrição: Árvore nativa do Brasil com casca e madeira de cor vermelha profunda, usada tradicionalmente para vários fins.
5. Habitat: Nativa da Mata Atlântica, Brasil.
6. Usos Medicinais: Usada na medicina tradicional para tratar problemas respiratórios, febres e como antinflamatório.
7. Métodos de Uso: Infusões, extratos.
8. Contraindicações: Uso deve ser moderado e supervisionado por um profissional devido a potencial toxicidade.

Aparéia

1. Nome Comum: Aparéia
2. Nome Científico: Eupatorium odoratum
3. Família: Asteraceae
4. Descrição: Planta herbácea com flores pequenas e brancas, com aroma característico. Usada em medicina tradicional para tratar várias condições.
5. Habitat: Nativa da América Central e do Sul, cresce em áreas tropicais.
6. Usos Medicinais: Usada para tratar febres, dores de cabeça e problemas respiratórios.
7. Métodos de Uso: Infusão, extratos.
8. Contraindicações: Pode causar reações alérgicas; deve ser usada sob orientação de um profissional de saúde.

Auriculária

1. Nome Comum: Auriculária
2. Nome Científico: Auricularia auricula-judae
3. Família: Auriculariaceae

4. Descrição: Cogumelo comestível e medicinal, conhecido por sua textura gelatinosa e propriedades de suporte imunológico.
5. Habitat: Cresce em madeira morta e árvores decaídas em regiões temperadas e tropicais.
6. Usos Medicinais: Imunomodulador, usado para apoiar a função imunológica e promover a saúde geral.
7. Métodos de Uso: Suplementos, ingredientes culinários.
8. Contraindicações: Geralmente seguro; pode causar reações alérgicas em algumas pessoas.

Aroeira-do- Brasil

1. Nome Comum: Aroeira-do-Brasil
2. Nome Científico: Schinus molle
3. Família: Anacardiaceae
4. Descrição: Árvore nativa do Brasil, com folhas aromáticas e frutos vermelhos, conhecida por suas propriedades medicinais.
5. Habitat: Nativa da América do Sul, cresce em áreas tropicais e subtropicais.
6. Usos Medicinais: Antimicrobiana, anti-inflamatória, usada para tratar problemas de pele e infecções.
7. Métodos de Uso: Extratos, pomadas.
8. Contraindicações: Pode causar reações alérgicas; uso prolongado deve ser monitorado.

Açucena-do-Brasil

1. Nome Comum: Açucena-do-Brasil
2. Nome Científico: Hippeastrum reticulatum
3. Família: Amaryllidaceae
4. Descrição: Planta bulbosa com grandes flores vermelhas, rosa ou brancas, conhecida por suas propriedades ornamentais e medicinais.
5. Habitat: Nativa do Brasil e outras partes da América do

Sul, prefere climas tropicais e subtropicais.

6. Usos Medicinais: Usada na medicina tradicional para tratar infecções respiratórias e febres.
7. Métodos de Uso: Infusões, extratos.
8. Contraindicações: Pode causar irritação em algumas pessoas; deve ser usado sob orientação.

Ameixa-de-Japão

1. Nome Comum: Ameixa-de-Japão
2. Nome Científico: Prunus mume
3. Família: Rosaceae
4. Descrição: Árvore pequena que produz frutos semelhantes a ameixas, utilizados tanto para alimentação quanto em medicina tradicional.
5. Habitat: Nativa da China e Japão, cresce em climas temperados.
6. Usos Medicinais: Usada para problemas digestivos, inflamações e como antioxidante.
7. Métodos de Uso: Frutos em conserva, extratos, chás.
8. Contraindicações: Pode causar reações alérgicas em algumas pessoas; consumo excessivo deve ser evitado.

Água-Pé

1. Nome Comum: Água-Pé
2. Nome Científico: Eleutherine bulbosa
3. Família: Iridaceae
4. Descrição: Planta bulbosa com folhas longas e flores pequenas. Usada na medicina tradicional para tratar diversas condições.
5. Habitat: Nativa da América Tropical, cresce em regiões subtropicais e tropicais.
6. Usos Medicinais: Usada para tratar problemas digestivos, inflamações e como diurético.
7. Métodos de Uso: Infusões, extratos.

8. Contraindicações: Uso deve ser moderado e supervisionado por um profissional de saúde.

Azevinho

1. Nome Comum: Azevinho
2. Nome Científico: Ilex aquifolium
3. Família: Aquifoliaceae
4. Descrição: Arbusto perene com folhas espinhosas e frutos vermelhos. Usado em medicina tradicional e também como planta ornamental.
5. Habitat: Nativo da Europa e Ásia, cresce em climas temperados.
6. Usos Medicinais: Usado para tratar problemas respiratórios e febres.
7. Métodos de Uso: Infusões, extratos.
8. Contraindicações: Pode causar irritação estomacal e não é recomendado para grávidas.

Aloe Arborescens

1. Nome Comum: Aloe Arborescens
2. Nome Científico: Aloe arborescens
3. Família: Asphodelaceae
4. Descrição: Planta suculenta com folhas largas e espinhosas, produz flores vermelhas ou laranjas em cachos.
5. Habitat: Nativa da África do Sul, cultivada em climas quentes e secos.
6. Usos Medicinais: Usada para tratar queimaduras, feridas e problemas digestivos; conhecida por suas propriedades cicatrizantes e anti-inflamatórias.
7. Métodos de Uso: Gel aplicado diretamente na pele, suco para ingestão.
8. Contraindicações: Uso interno pode causar diarreia e cólicas; uso tópico deve ser monitorado para evitar

reações alérgicas.

Acerola

1. Nome Comum: Acerola
2. Nome Científico: Malpighia emarginata
3. Família: Malpighiaceae
4. Descrição: Pequena árvore ou arbusto com frutos vermelhos, conhecidos por sua alta concentração de vitamina C.
5. Habitat: Nativa das regiões tropicais das Américas, cresce em climas quentes e úmidos.
6. Usos Medicinais: Fortalecedor do sistema imunológico, antioxidante, pode ajudar a prevenir doenças respiratórias e melhorar a saúde da pele.
7. Métodos de Uso: Suco, suplementos, extratos.
8. Contraindicações: Geralmente segura; o consumo excessivo pode causar desconforto estomacal.

Amora

1. Nome Comum: Amora
2. Nome Científico: Morus nigra
3. Família: Moraceae
4. Descrição: Pequena árvore ou arbusto com frutos comestíveis que variam do vermelho ao preto.
5. Habitat: Nativa da Ásia e Europa, cultivada em climas temperados e subtropicais.
6. Usos Medicinais: Diurético, laxante, pode ajudar a regular os níveis de açúcar no sangue e melhorar a digestão.
7. Métodos de Uso: Frutos frescos, sucos, extratos.
8. Contraindicações: Geralmente segura; pode causar reações alérgicas em algumas pessoas.

Aloés

1. Nome Comum: Aloés
2. Nome Científico: Aloe vera
3. Família: Asphodelaceae
4. Descrição: Planta suculenta com folhas espessas que armazenam um gel viscoso, conhecido por suas propriedades medicinais e de cuidados com a pele.
5. Habitat: Nativa da Península Arábica, cultivada em climas quentes e secos.
6. Usos Medicinais: Hidratante, cicatrizante, anti-inflamatório, usado para tratar queimaduras e feridas.
7. Métodos de Uso: Gel aplicado diretamente na pele, suco para ingestão.
8. Contraindicações: Uso interno pode causar efeitos laxantes; deve ser usado com cautela e orientação.

Alchemilla

1. Nome Comum: Alchemilla
2. Nome Científico: Alchemilla mollis
3. Família: Rosaceae
4. Descrição: Planta herbácea perene com folhas verdes em forma de roda e pequenas flores verdes amareladas. Usada em medicina tradicional.
5. Habitat: Nativa da Europa e Ásia, prefere climas temperados.
6. Usos Medicinais: Usada para tratar problemas menstruais e digestivos, também conhecida por suas propriedades adstringentes.
7. Métodos de Uso: Infusões, extratos.
8. Contraindicações: Geralmente segura; uso excessivo pode causar efeitos adversos.

Alfazema

1. Nome Comum: Alfazema
2. Nome Científico: Lavandula angustifólia
3. Família: Lamiaceae
4. Descrição: Planta perene com folhas estreitas e flores roxas, amplamente usada para aromaterapia e medicina tradicional.
5. Habitat: Nativa da região mediterrânea, cultivada em climas temperados.
6. Usos Medicinais: Relaxante, anti-inflamatório, pode ajudar a aliviar estresse, insônia e problemas digestivos.
7. Métodos de Uso: Óleo essencial, infusões, pomadas.
8. Contraindicações: Geralmente segura; o uso excessivo de óleo essencial deve ser evitado.

Astrágalo

1. Nome Comum: Astrágalo
2. Nome Científico: Astragalus membranaceus
3. Família: Fabaceae
4. Descrição: Planta herbácea perene com raízes tuberosas, utilizada na medicina tradicional chinesa.
5. Habitat: Nativa da Ásia, especialmente da China.
6. Usos Medicinais: Imunomodulador, adaptogênico, utilizado para fortalecer o sistema imunológico e combater fadiga.
7. Métodos de Uso: Chá, extratos, cápsulas.
8. Contraindicações: Geralmente segura, mas deve ser usada com cautela em casos de doenças autoimunes.

Aparecida

1. Nome Comum: Aparecida

2. Nome Científico: Passiflora edulis
3. Família: Passifloraceae
4. Descrição: Planta trepadeira com frutos comestíveis conhecidos como maracujá. As flores são grandes e exóticas.
5. Habitat: Nativa da América do Sul, especialmente do Brasil.
6. Usos Medicinais: Calmante, ansiolítico, utilizado para tratar insônia e ansiedade.
7. Métodos de Uso: Infusões, sucos, extratos.
8. Contraindicações: Geralmente segura; pode causar sonolência em algumas pessoas.

Agrião

1. Nome Comum: Agrião
2. Nome Científico: Nasturtium officinale
3. Família: Brassicaceae
4. Descrição: Planta herbácea perene com folhas verdes e pequenas flores brancas ou amarelas.
5. Habitat: Nativa da Europa e Ásia, cresce em ambientes úmidos e sombreados.
6. Usos Medicinais: Diurético, estimulante, pode ajudar na saúde do trato urinário e respiratório.
7. Métodos de Uso: Saladas, infusões, sucos.
8. Contraindicações: Pode causar irritação gástrica em algumas pessoas; uso excessivo deve ser evitado.

Angélica

1. Nome Comum: Angélica
2. Nome Científico: Angelica archangelica
3. Família: Apiaceae
4. Descrição: Planta herbácea com grandes folhas e flores brancas ou verde-amareladas, conhecida por seu aroma distintivo.

5. Habitat: Nativa da Europa e Ásia, prefere climas temperados e úmidos.
6. Usos Medicinais: Digestiva, antiespasmódica, utilizada para tratar problemas digestivos e respiratórios.
7. Métodos de Uso: Infusões, extratos, óleo essencial.
8. Contraindicações: Pode causar reações alérgicas em algumas pessoas; deve ser evitada durante a gravidez.

Ameixa

1. Nome Comum: Ameixa
2. Nome Científico: Prunus domestica
3. Família: Rosaceae
4. Descrição: Árvore frutífera com frutos doces e suculentos, cultivada em diversas regiões temperadas.
5. Habitat: Nativa da Europa e da Ásia, cultivada globalmente em climas temperados.
6. Usos Medicinais: Laxante, antioxidante, pode ajudar na digestão e na saúde cardiovascular.
7. Métodos de Uso: Frutos frescos, secos, sucos.
8. Contraindicações: Geralmente segura; consumo excessivo pode causar desconforto gastrointestinal.

Aparício

1. Nome Comum: Aparício
2. Nome Científico: Centella Asiatica
3. Família: Apiaceae
4. Descrição: Planta herbácea perene com folhas arredondadas e pequenas flores brancas ou rosadas.
5. Habitat: Nativa da Ásia tropical e subtropical, cresce em ambientes úmidos.
6. Usos Medicinais: Cicatrizante, estimulante da circulação, usado para tratar feridas e problemas de pele.

7. Métodos de Uso: Infusões, extratos, pomadas.
8. Contraindicações: Geralmente segura; pode causar leve desconforto estomacal em algumas pessoas.

Alpinia

1. Nome Comum: Alpinia
2. Nome Científico: Alpinia galanga
3. Família: Zingiberaceae
4. Descrição: Planta perene com rizomas aromáticos, semelhante ao gengibre, utilizada na culinária e medicina tradicional.
5. Habitat: Nativa do Sudeste Asiático, cresce em climas tropicais.
6. Usos Medicinais: Digestiva, anti-inflamatória, usada para tratar problemas digestivos e respiratórios.
7. Métodos de Uso: Infusões, extratos, especiaria.
8. Contraindicações: Geralmente segura; pode causar reações alérgicas em algumas pessoas.

Achiote

1. Nome Comum: Achiote
2. Nome Científico: Bixa orellana
3. Família: Bixaceae
4. Descrição: Arbusto ou pequena árvore cujas sementes são usadas para fazer um corante vermelho e têm propriedades medicinais.
5. Habitat: Nativa da América Tropical, cultivada em climas quentes.
6. Usos Medicinais: Antioxidante, anti-inflamatório, usado para tratar problemas de pele digestivos.
7. Métodos de Uso: Sementes trituradas, extratos, infusões.
8. Contraindicações: Geralmente segura; uso excessivo pode causar reações alérgicas em algumas pessoas.

Arenaria

1. Nome Comum: Arenária
2. Nome Científico: Arenaria montana
3. Família: Caryophyllaceae
4. Descrição: Planta herbácea perene com pequenas flores brancas, cresce em regiões montanhosas.
5. Habitat: Nativa da Europa e América do Norte, prefere áreas rochosas e bem drenadas.
6. Usos Medicinais: Usada para tratar inflamações e problemas urinários.
7. Métodos de Uso: Infusões, extratos.
8. Contraindicações: Geralmente segura; uso excessivo pode causar efeitos adversos.

Água-mel

1. Nome Comum: Água-mel
2. Nome Científico: Selaginella lepidophylla
3. Família: Selaginellaceae
4. Descrição: Planta perene, conhecida como "planta do deserto", que pode sobreviver em condições áridas.
5. Habitat: Nativa das regiões áridas da América do Norte e América Central.
6. Usos Medicinais: Usada para tratar problemas respiratórios e digestivos, e como adaptógeno.
7. Métodos de Uso: Infusões, extratos.
8. Contraindicações: Geralmente segura; deve ser usada com orientação médica em casos de condições específicas.

Almeirão

1. Nome Comum: Almeirão

2. Nome Científico: Cichorium intybus
3. Família: Asteraceae
4. Descrição: Planta herbácea com folhas amargas, usada tanto como vegetal quanto por suas propriedades medicinais.
5. Habitat: Nativa da Europa, cultivada em climas temperados.
6. Usos Medicinais: Estimulante do apetite, digestivo, usada para tratar problemas digestivos e hepáticos.
7. Métodos de Uso: Infusões, saladas, extratos.
8. Contraindicações: Pode causar desconforto gastrointestinal em algumas pessoas; uso excessivo deve ser evitado.

Amendoim

1. Nome Comum: Amendoim
2. Nome Científico: Arachis hypogaea
3. Família: Fabaceae
4. Descrição: Planta herbácea que produz sementes comestíveis e nutritivas, amplamente utilizada em diversas culturas.
5. Habitat: Nativa da América do Sul, cultivada em climas tropicais e subtropicais.
6. Usos Medicinais: Nutritiva, pode ajudar a controlar os níveis de colesterol e promover a saúde cardiovascular.
7. Métodos de Uso: Frutos secos, óleo, pasta.
8. Contraindicações: Pode causar reações alérgicas em algumas pessoas; uso deve ser moderado em caso de alergias.

Avelã

1. Nome Comum: Avelã
2. Nome Científico: Corylus avellana
3. Família: Betulaceae

4. Descrição: Árvore ou arbusto com frutos comestíveis cobertos por uma casca dura, utilizada tanto na culinária quanto na medicina tradicional.
5. Habitat: Nativa da Europa e Ásia, cultivada em regiões temperadas.
6. Usos Medicinais: Nutritiva, antioxidante, pode ajudar a melhorar a saúde cardiovascular e a função cognitiva.
7. Métodos de Uso: Frutos secos, óleo, extratos.
8. Contraindicações: Geralmente segura; pode causar reações alérgicas em algumas pessoas.

Amêndoa

1. Nome Comum: Amêndoa
2. Nome Científico: Prunus dulcis
3. Família: Rosaceae
4. Descrição: Árvore frutífera que produz amêndoas, utilizadas tanto na culinária quanto na medicina.
5. Habitat: Nativa da Ásia e Mediterrâneo, cultivada em climas temperados e subtropicais.
6. Usos Medicinais: Nutritiva, pode ajudar a melhorar a saúde cardiovascular, controlar o colesterol e promover a saúde da pele.
7. Métodos de Uso: Frutos secos, óleo, pasta.
8. Contraindicações: Pode causar reações alérgicas em algumas pessoas; uso deve ser moderado em caso de alergias.

Alisma

1. Nome Comum: Alisma
2. Nome Científico: Alisma plantago-aquatica
3. Família: Alismataceae
4. Descrição: Planta aquática com folhas largas e flores pequenas e brancas, cresce em áreas alagadiças.

5. Habitat: Nativa da Europa e Ásia, encontrada em zonas úmidas e margens de corpos d'água.
6. Usos Medicinais: Diurético, utilizado para tratar problemas urinários e retenção de líquidos.
7. Métodos de Uso: Infusões, extratos.
8. Contraindicações: Uso deve ser moderado; pode causar efeitos diuréticos excessivos se usado em grandes quantidades.

Abre-Caminho

1. Nome Comum: Abre-Caminho
2. Nome Científico: Echinodorus grandiflorus
3. Família: Alismataceae
4. Descrição: Planta aquática com folhas grandes e flores em espigas, utilizada em medicina tradicional.
5. Habitat: Nativa de regiões tropicais e subtropicais, cresce em água doce.
6. Usos Medicinais: Usada para tratar problemas urinários e como diurético.
7. Métodos de Uso: Infusões, extratos.
8. Contraindicações: Geralmente segura; deve ser usada com moderação para evitar efeitos diuréticos excessivos.

Andrographis

1. Nome Comum: Andrographis
2. Nome Científico: Andrographis paniculata
3. Família: Acanthaceae
4. Descrição: Planta herbácea com folhas lanceoladas e pequenas flores brancas ou roxas.
5. Habitat: Nativa da Índia e regiões tropicais do Sudeste Asiático.
6. Usos Medicinais: Antiviral, anti-inflamatório, utilizado para tratar febres, infecções e doenças do

fígado.

7. Métodos de Uso: Infusões, extratos, cápsulas.
8. Contraindicações: Pode causar desconforto gastrointestinal; não recomendado para grávidas.

Agastache

1. Nome Comum: Agastache
2. Nome Científico: Agastache foeniculum
3. Família: Lamiaceae
4. Descrição: Planta perene com folhas aromáticas e flores em espiga, utilizada tanto na culinária quanto na medicina tradicional.
5. Habitat: Nativa da América do Norte, cultivada em climas temperados.
6. Usos Medicinais: Digestivo, usado para tratar problemas respiratórios e como calmante.
7. Métodos de Uso: Infusões, extratos, óleos essenciais.
8. Contraindicações: Geralmente segura; pode causar reações alérgicas em algumas pessoas.

Aubrieta

1. Nome Comum: Aubrieta
2. Nome Científico: Aubrieta deltoidea
3. Família: Brassicaceae
4. Descrição: Planta herbácea perene com pequenas flores roxas ou lilases, frequentemente usada como planta ornamental.
5. Habitat: Nativa da Europa, cultivada em climas temperados.
6. Usos Medicinais: Em algumas tradições, as folhas são usadas para tratar infecções e como anti-inflamatório.
7. Métodos de Uso: Infusões, extratos.
8. Contraindicações: Geralmente segura; pode causar irritação em contato direto com a pele em algumas

pessoas.

Agerato

1. Nome Comum: Agerato
2. Nome Científico: Ageratum conyzoides
3. Família: Asteraceae
4. Descrição: Planta herbácea com pequenas flores azuis ou roxas e folhas dentadas, amplamente distribuída em regiões tropicais.
5. Habitat: Nativa das Américas, cresce em áreas tropicais e subtropicais
6. Usos Medicinais: Antimicrobiano, antipirético, utilizado para tratar febres, infecções e problemas digestivos.
7. Métodos de Uso: Infusões, extratos, pomadas.
8. Contraindicações: Pode causar reações alérgicas em algumas pessoas; uso deve ser moderado.

Ajo-Seco

1. Nome Comum: Ajo-Seco
2. Nome Científico: Allium tuberosum
3. Família: Amaryllidaceae
4. Descrição: Planta herbácea perene com folhas semelhantes ao alho e flores brancas.
5. Habitat: Nativa da Ásia, cultivada em regiões temperadas e tropicais.
6. Usos Medicinais: Antimicrobiano, digestivo, utilizado para tratar infecções e promover a saúde digestiva.
7. Métodos de Uso: Folhas frescas ou secas em infusões, temperos.
8. Contraindicações: Geralmente seguro; pode causar desconforto gastrointestinal em algumas pessoas.

Allium

1. Nome Comum: Alho
2. Nome Científico: Allium sativum
3. Família: Amaryllidaceae
4. Descrição: Planta bulbosa com um forte aroma característico, amplamente usada como especiaria e medicamento.
5. Habitat: Cultivado globalmente, nativo da Ásia Central.
6. Usos Medicinais: Antimicrobiano, antioxidante, utilizado para promover a saúde cardiovascular e tratar infecções.
7. Métodos de Uso: Dentes de alho crus ou cozidos, extratos, óleo de alho.
8. Contraindicações: Pode causar desconforto gastrointestinal em algumas pessoas; uso deve ser moderado.

Asa-Diabo

1. Nome Comum: Asa-Diabo
2. Nome Científico: Xanthium strumarium.
3. Família: Asteraceae
4. Descrição: Planta herbácea anual com espinhosas cápsulas de sementes e folhas grandes.
5. Habitat: Nativa da América do Norte, cresce em áreas de cultivo e terrenos baldios.
6. Usos Medicinais: Anti-inflamatório, utilizado em algumas tradições para tratar problemas respiratórios e de pele.
7. Métodos de Uso: Infusões, extratos; as sementes devem ser usadas com cautela.
8. Contraindicações: Pode ser tóxica em doses elevadas;

uso deve ser feito com orientação médica.

Abeto

1. Nome Comum: Abeto
2. Nome Científico: Abies spp.
3. Família: Pinaceae
4. Descrição: Árvore conífera com folhas em forma de agulhas e cones pendentes, usada principalmente para extração de óleo essencial.
5. Habitat: Nativa das regiões temperadas do Hemisfério Norte.
6. Usos Medicinais: Expectorante, utilizado para tratar problemas respiratórios e como antibacteriano.
7. Métodos de Uso: Óleo essencial em inalações, cremes ou pomadas.
8. Contraindicações: Geralmente seguro; pode causar irritação na pele em alguns casos.

Álamo

1. Nome Comum: Álamo
2. Nome Científico: Populus spp.
3. Família: Salicaceae
4. Descrição: Árvore de folha caduca, com casca que contém compostos medicinais.
5. Habitat: Nativa das regiões temperadas da América do Norte e Europa.
6. Usos Medicinais: Antiinflamatório, analgésico, utilizado para aliviar dores e inflamações.
7. Métodos de Uso: Casca em infusões, extratos ou pomadas.
8. Contraindicações: Geralmente seguro; pode causar reações alérgicas em algumas pessoas.

Angico

1. Nome Comum: Angico
2. Nome Científico: Anadenanthera colubrina
3. Família: Fabaceae
4. Descrição: Árvore de grande porte com casca rugosa e folhas compostas.
5. Habitat: Nativa da América do Sul, especialmente Brasil e Argentina.
6. Usos Medicinais: Antiinflamatório, antidiabético, utilizado para tratar problemas digestivos e inflamações.
7. Métodos de Uso: Casca em infusões, extratos.
8. Contraindicações: Geralmente segura; uso excessivo pode causar efeitos adversos.

Ácacia

1. Nome Comum: Ácacia
2. Nome Científico: Acacia spp.
3. Família: Fabaceae
4. Descrição: Gênero de árvores e arbustos com flores pequenas e aromáticas.
5. Habitat: Nativa das regiões tropicais e subtropicais do mundo.
6. Usos Medicinais: Antidiarreico, astringente, utilizado para tratar distúrbios digestivos e como antisséptico.
7. Métodos de Uso: Casca e folhas em infusões, extratos.
8. Contraindicações: Geralmente segura; pode causar reações alérgicas em algumas pessoas.

Babosa

1. Nome Comum: Babosa
2. Nome Científico: Aloe vera
3. Família: Asphodelaceae
4. Descrição: Planta suculenta com folhas carnudas e espinhosas, conhecida por seu gel hidratante.
5. Habitat: Nativa das regiões áridas da África, cultivada em climas quentes e secos.
6. Usos Medicinais: Hidratante, cicatrizante, utilizado para problemas de pele, queimaduras e feridas.
7. Métodos de Uso: Gel aplicado topicamente, suco para ingestão em pequenas quantidades.
8. Contraindicações: Uso interno pode causar efeitos laxativos; deve ser usado com cautela.

Baobá

1. Nome Comum: Baobá
2. Nome Científico: Adansonia digitata
3. Família: Malvaceae
4. Descrição: Árvore imponente com tronco largo e folhas grandes, conhecida por seus frutos nutritivos.
5. Habitat: Nativa da África tropical e Australiana.

6. Usos Medicinais**: Antioxidante, imunomodulador, utilizado para tratar problemas digestivos e melhorar a saúde geral.
7. Métodos de Uso: Frutos secos em pó, extratos, óleo de semente.
8. Contraindicações: Geralmente segura; pode causar desconforto gastrointestinal em doses altas.

Baldrian

1. Nome Comum: Baldrian
2. Nome Científico: Valeriana officinalis
3. Família: Valerianaceae
4. Descrição: Planta herbácea com flores pequenas e aroma forte, utilizada na medicina tradicional.
5. Habitat: Nativa da Europa e Ásia, cultivada em regiões temperadas.
6. Usos Medicinais: Sedativo, utilizado para tratar insônia, ansiedade e estresse.
7. Métodos de Uso: Raízes secas em infusões, tinturas, cápsulas.
8. Contraindicações: Pode causar sonolência; não deve ser usado com outros sedativos.

Boldo

1. Nome Comum: Boldo
2. Nome Científico: Peumus boldus
3. Família: Monimiaceae
4. Descrição: Arbusto com folhas aromáticas e pequenas flores amarelas.
5. Habitat: Nativo do Chile e outras regiões da América do Sul.
6. Usos Medicinais: Hepatoprotetor, utilizado para problemas digestivos e hepáticos.

7. Métodos de Uso: Folhas em infusões, extratos.
8. Contraindicações: Uso excessivo pode causar irritação gástrica; deve ser evitado durante a gravidez.

Buriti

1. Nome Comum: Buriti
2. Nome Científico: Mauritia flexuosa
3. Família: Arecaceae
4. Descrição: Palmeira com frutos grandes e comestíveis, conhecida por seu óleo nutritivo.
5. Habitat: Nativa da região amazônica da América do Sul.
6. Usos Medicinais: Hidratante, antioxidante, utilizado para melhorar a saúde da pele e tratar problemas digestivos.
7. Métodos de Uso: Frutos consumidos frescos, óleo aplicado topicamente ou ingerido.
8. Contraindicações: Geralmente seguro; deve ser usado com moderação.

Borragem

1. Nome Comum: Borragem
2. Nome Científico: Borago officinalis
3. Família: Boraginaceae
4. Descrição: Planta herbácea com folhas ásperas e flores azuis, amplamente utilizada na medicina tradicional.
5. Habitat: Nativa da região mediterrânea, cultivada em várias regiões temperadas.
6. Usos Medicinais: Antiinflamatória, utilizada para tratar problemas respiratórios e de pele.
7. Métodos de Uso: Folhas e flores em infusões, óleos.
8. Contraindicações: Pode interagir com anticoagulantes; uso prolongado deve ser evitado.

Buchinha-do-Norte

1. Nome Comum: Buchinha-do-Norte
2. Nome Científico: Luffa cylindrica
3. Família: Cucurbitaceae
4. Descrição: Planta herbácea com frutos semelhantes a esponjas, utilizada para diversos fins medicinais e cosméticos.
5. Habitat: Nativa das regiões tropicais da África e da Ásia.
6. Usos Medicinais: Diurético, utilizado para tratar problemas urinários e como esfoliante para a pele.
7. Métodos de Uso: Frutos secos em pó ou usados como esponja.
8. Contraindicações: Geralmente seguro; deve ser usado com orientação.

Batata-doce

1. Nome Comum: Batata-doce
2. Nome Científico: Ipomoea batatas
3. Família: Convolvulaceae
4. Descrição: Planta herbácea com tubérculos comestíveis, conhecidos por suas propriedades nutricionais.
5. Habitat: Nativa das regiões tropicais e subtropicais da América.
6. Usos Medicinais: Nutritiva, utilizada para melhorar a saúde digestiva e aumentar a energia.
7. Métodos de Uso: Tubérculos consumidos cozidos ou assados, folhas usadas em pratos culinários.
8. Contraindicações: Geralmente segura; deve ser consumida em quantidade moderada.

Basilisco

1. Nome Comum: Basilisco
2. Nome Científico: Artemisia abrotanum
3. Família: Asteraceae
4. Descrição: Planta herbácea com folhas aromáticas e flores pequenas, tradicionalmente usada em várias culturas.
5. Habitat: Nativa da região mediterrânea, cultivada em áreas temperadas.
6. Usos Medicinais: Digestivo, antiespasmódico, usado para tratar distúrbios gastrointestinais.
7. Métodos de Uso: Infusões das folhas, tinturas.
8. Contraindicações: Pode causar irritação gastrointestinal em doses elevadas.

Bromélia

1. Nome Comum: Bromélia
2. Nome Científico: Bromelia pinguin
3. Família: Bromeliaceae
4. Descrição: Planta tropical com folhas espinhosas e frutos espinhosos, conhecida por suas propriedades medicinais.
5. Habitat: Nativa das regiões tropicais da América Central e América do Sul.
6. Usos Medicinais: Antiinflamatória, utilizada para tratar feridas e problemas de pele.
7. Métodos de Uso: Frutos e folhas em infusões, extratos.
8. Contraindicações: Geralmente seguro; uso excessivo pode causar irritação.

Branca-de-Folha

1. Nome Comum: Branca-de-Folha
2. Nome Científico: Plectranthus amboinicus
3. Família: Lamiaceae
4. Descrição: Planta aromática com folhas grandes e arredondadas, utilizada para diversos fins medicinais.
5. Habitat: Nativa da Ásia tropical, cultivada em várias regiões tropicais e subtropicais.
6. Usos Medicinais: Antiinflamatória, utilizada para tratar problemas digestivos e respiratórios.
7. Métodos de Uso: Folhas em infusões, óleos.
8. Contraindicações: Geralmente segura; deve ser usada com moderação.

Belo-nós

1. Nome Comum: Belo-nós
2. Nome Científico: Alternanthera sessilis
3. Família: Amaranthaceae
4. Descrição: Planta herbácea com pequenas folhas verdes e flores discretas, utilizada em várias tradições medicinais.
5. Habitat: Nativa das regiões tropicais e subtropicais da América.
6. Usos Medicinais: Antidiarreica, utilizada para tratar problemas digestivos e inflamações.
7. Métodos de Uso: Folhas e flores em infusões, extratos.
8. Contraindicações: Geralmente segura; uso excessivo pode causar desconforto gastrointestinal.

Bucha

1. Nome Comum: Bucha
2. Nome Científico: Luffa aegyptiaca
3. Família: Cucurbitaceae

4. Descrição: Planta trepadeira com frutos fibrosos, que são utilizados como esponjas naturais após secagem.
5. Habitat: Nativa da África e Ásia, cultivada em climas tropicais e subtropicais.
6. Usos Medicinais: Diurético, utilizado para tratar problemas urinários e como esfoliante para a pele.
7. Métodos de Uso: Frutos secos usados como esponja, extratos em infusões.
8. Contraindicações: Geralmente seguro; deve ser usado com moderação.

Brassicácea

1. Nome Comum: Brassicácea
2. Nome Científico: Brassica oleracea
3. Família: Brassicaceae
4. Descrição: Planta herbácea com várias variedades, como couve e brócolis, conhecida por suas propriedades nutricionais.
5. Habitat: Nativa da região mediterrânea, cultivada em várias partes do mundo.
6. Usos Medicinais: Antioxidante, anti-inflamatória, utilizada para melhorar a saúde geral e o sistema imunológico.
7. Métodos de Uso: Consumida em pratos culinários, como brócolis e couve.
8. Contraindicações: Geralmente segura; pode causar distúrbios gástricos em algumas pessoas quando consumida em excesso.

Balança

1. Nome Comum: Balança
2. Nome Científico: Pilea microphylla
3. Família: Urticaceae
4. Descrição: Planta pequena com folhas pequenas

e verde-escuras, conhecida por suas propriedades medicinais.

5. Habitat: Nativa das regiões tropicais e subtropicais da América.
6. Usos Medicinais: Diurético, utilizado para problemas urinários e para melhorar a digestão.
7. Métodos de Uso: Folhas em infusões, extratos.
8. Contraindicações: Geralmente segura; deve ser usada com moderação.

Baccharis

1. Nome Comum: Baccharis
2. Nome Científico: Baccharis trimera
3. Família: Asteraceae
4. Descrição: Arbusto com flores pequenas e folhas aromáticas, nativo das regiões tropicais da América do Sul.
5. Habitat: Regiões subtropicais e tropicais da América do Sul.
6. Usos Medicinais: Antiinflamatória, utilizada para tratar problemas respiratórios e digestivos.
7. Métodos de Uso: Infusões de folhas, extratos.
8. Contraindicações: Geralmente seguro; uso excessivo pode causar desconforto gastrointestinal.

Bixa

1. Nome Comum: Bixa
2. Nome Científico: Bixa orellana
3. Família: Bixaceae
4. Descrição: Arbusto com frutos espinhosos e sementes usadas como corante e tempero.
5. Habitat: Nativa das regiões tropicais da América.
6. Usos Medicinais: Antioxidante, utilizado para

melhorar a saúde geral e tratar problemas digestivos.

7. Métodos de Uso: Sementes em pó, extratos.
8. Contraindicações: Geralmente seguro; deve ser consumido com moderação.

Bétula

1. Nome Comum: Bétula
2. Nome Científico: Betula pendula
3. Família: Betulaceae
4. Descrição: Árvore com casca branca e folhas ovais, utilizada na medicina tradicional.
5. Habitat: Nativa da Europa e da Ásia, cultivada em climas temperados.
6. Usos Medicinais: Diurético, utilizado para tratar problemas urinários e reumáticos.
7. Métodos de Uso: Folhas e casca em infusões, extratos.
8. Contraindicações: Geralmente seguro; uso excessivo pode causar irritação gastrointestinal.

Bálsamo

1. Nome Comum: Bálsamo
2. Nome Científico: Commiphora wightii
3. Família: Burseraceae
4. Descrição: Arbusto ou pequena árvore com resina aromática usada na medicina tradicional.
5. Habitat: Nativa das regiões secas da Índia.
6. Usos Medicinais: Antiinflamatório, utilizado para tratar feridas e problemas respiratórios.
7. Métodos de Uso: Resina em infusões, aplicados topicamente.
8. Contraindicações: Geralmente seguro; deve ser usado com orientação.

Bettina

1. Nome Comum: Bettina
2. Nome Científico: Calyptocarpus vialis
3. Família: Asteraceae
4. Descrição: Planta herbácea com pequenas flores amarelas, conhecida por suas propriedades medicinais.
5. Habitat: Nativa da América Central e América do Sul.
6. Usos Medicinais: Antiinflamatória e diurética, utilizada para tratar problemas urinários e digestivos.
7. Métodos de Uso: Infusões e extratos das folhas.
8. Contraindicações: Geralmente seguro; deve ser usado com moderação.

Bojui

1. Nome Comum: Bojui
2. Nome Científico: Heliotropium indicum
3. Família: Boraginaceae
4. Descrição: Planta herbácea com pequenas flores roxas e folhas ovais, usada em medicina tradicional.
5. Habitat: Nativa das regiões tropicais e subtropicais da América.
6. Usos Medicinais: Antiinflamatória, utilizada para tratar infecções e problemas de pele.
7. Métodos de Uso: Infusões das folhas, aplicadas topicamente.
8. Contraindicações: Geralmente seguro; uso excessivo pode causar irritação.

Bitter Melon

1. Nome Comum: Bitter Melon
2. Nome Científico: Momordica charantia
3. Família: Cucurbitaceae
4. Descrição: Planta trepadeira com frutos amargos, conhecida por suas propriedades medicinais.
5. Habitat: Nativa das regiões tropicais da Ásia e da África.
6. Usos Medicinais: Hipoglicemiante, utilizado para tratar diabetes e problemas digestivos.
7. Métodos de Uso: Frutos em infusões, sucos, e como ingrediente culinário.
8. Contraindicações: Pode causar efeitos laxativos e não deve ser usado em grandes quantidades.

Balm-of-Gilead

1. Nome Comum: Balm-of-Gilead
2. Nome Científico: Commiphora gileadensis
3. Família: Burseraceae
4. Descrição: Árvore ou arbusto com resina aromática, usada na antiguidade para diversas finalidades.
5. Habitat: Nativa do Oriente Médio.
6. Usos Medicinais: Antiinflamatório, utilizado para tratar feridas, dores e problemas de pele.
7. Métodos de Uso: Resina aplicada topicamente, infusões.
8. Contraindicações: Geralmente seguro; uso excessivo pode causar irritação.

Bletilla

1. Nome Comum: Bletilla
2. Nome Científico: Bletilla striata
3. Família: Orchidaceae
4. Descrição: Planta perene com orquídeas de flores rosadas, usada na medicina tradicional chinesa.

5. Habitat: Nativa da China, Japão e outras partes da Ásia Oriental.
6. Usos Medicinais: Anti-inflamatória, cicatrizante, utilizada para tratar feridas e úlceras.
7. Métodos de Uso: Tubérculos em pó ou extratos em infusões.
8. Contraindicações: Geralmente segura; deve ser usada sob orientação profissional.

Barbatimão

1. Nome Comum: Barbatimão
2. Nome Científico: Stryphnodendron adstringens
3. Família: Fabaceae
4. Descrição: Árvore ou arbusto com casca usada para fins medicinais, nativa da América do Sul.
5. Habitat: Encontrado principalmente no Brasil, em áreas de cerrado e mata atlântica.
6. Usos Medicinais: Antiinflamatória, cicatrizante, utilizado para tratar feridas e problemas digestivos.
7. Métodos de Uso: Casca em infusões, extratos.
8. Contraindicações: Uso excessivo pode causar irritação gastrointestinal; deve ser usado com moderação.

Bidens

1. Nome Comum: Bidens
2. Nome Científico: Bidens pilosa
3. Família: Asteraceae
4. Descrição: Planta herbácea com pequenas flores amarelas e folhas dentadas, usada em medicina tradicional.
5. Habitat: Nativa das regiões tropicais e subtropicais da América.

6. Usos Medicinais: Anti-inflamatória, diurética, utilizada para tratar febre, dor e problemas digestivos.
7. Métodos de Uso: Folhas e flores em infusões, extratos.
8. Contraindicações: Geralmente segura; uso excessivo pode causar desconforto gastrointestinal.

Beltane

1. Nome Comum: Beltane
2. Nome Científico: Prunella vulgaris
3. Família: Lamiaceae
4. Descrição: Planta herbácea com flores roxas e folhas ovais, usada em medicina tradicional.
5. Habitat: Nativa da Europa, encontrada em áreas de pastagens e bordas de florestas.
6. Usos Medicinais: Antiinflamatória, utilizada para tratar problemas de garganta e pele.
7. Métodos de Uso: Folhas e flores em infusões, extratos.
8. Contraindicações: Geralmente segura; deve ser usada com moderação.

Bastão-do-Imperador

1. Nome Comum: Bastão-do-Imperador
2. Nome Científico: Acanthopanax senticosus
3. Família: Araliaceae
4. Descrição: Arbusto espinhoso com folhas compostas e frutos pequenos, utilizado em medicina tradicional chinesa.
5. Habitat: Nativo da China, Japão e Coréia, cresce em áreas de florestas e colinas.
6. Usos Medicinais: Adaptogênico, utilizado para melhorar a resistência ao estresse e fortalecer o sistema imunológico.
7. Métodos de Uso: Raízes e ramos em infusões, extratos,

cápsulas.

8. Contraindicações: Geralmente seguro; deve ser usado com moderação, especialmente se combinado com outros adaptógenos.

Branca-de-Morango

1. Nome Comum: Branca-de-Morango
2. Nome Científico: Fragaria vesca
3. Família: Rosaceae
4. Descrição: Planta herbácea com folhas trifoliadas e pequenas flores brancas, originária da Europa e da Ásia.
5. Habitat: Florestas e áreas de vegetação rasteira na Europa e Ásia.
6. Usos Medicinais: Antioxidante, utilizado para melhorar a saúde geral e tratar problemas digestivos.
7. Métodos de Uso: Frutos e folhas em infusões, extratos.
8. Contraindicações: Geralmente seguro; deve ser consumido com moderação.

Brote-de-Pinheiro

1. Nome Comum: Brote-de-Pinheiro
2. Nome Científico: Pinus sylvestris
3. Família: Pinaceae
4. Descrição: Árvore conífera com agulhas e pinhas, usada em medicina tradicional e aromaterapia.
5. Habitat: Nativa da Europa e Ásia, cresce em florestas e regiões montanhosas.
6. Usos Medicinais: Antisséptico, utilizado para tratar problemas respiratórios e melhorar a circulação.
7. Métodos de Uso: Óleo essencial, infusões de brotos e agulhas.
8. Contraindicações: Geralmente seguro; uso excessivo de óleo essencial pode causar irritação.

Bambu

1. Nome Comum: Bambu
2. Nome Científico: Bambusoideae (subfamília de Poaceae, a família das gramíneas)
3. Família: Poaceae
4. Descrição: O bambu é um grupo de plantas de crescimento rápido, com caules ocas e segmentados que podem variar em altura e diâmetro. É conhecido por sua estrutura resistente e flexível, com folhas longas e estreitas.
5. Habitat: O bambu cresce em várias regiões ao redor do mundo, principalmente em áreas tropicais e subtropicais, mas também em regiões temperadas.
6. Usos Medicinais

- **Bambu-d'água (Bambusa vulgaris)**: Utilizado em tradições medicinais asiáticas para tratar problemas digestivos e como diurético.

- **Bambu (Phyllostachys edulis)**: Utilizado para suas propriedades anti-inflamatórias e para fortalecer o sistema imunológico. Também é conhecido por seu uso em tratamentos de saúde da pele.

- **Bambu de Pés (Bambusa bambos)**: Utilizado na medicina tradicional para tratar distúrbios respiratórios e problemas relacionados à saúde óssea.

7. Métodos de Uso:

Chá: Infusão das folhas ou brotos de bambu, utilizada para tratar problemas digestivos e como tônico geral.

Extratos: Utilizados em suplementos e produtos de cuidados com a pele.

Pó: Folhas secas moídas podem ser usadas como suplemento ou

em preparações alimentícias.

8. Contraindicações: Geralmente seguro quando usado de acordo com as orientações, mas o consumo excessivo pode causar desconforto gastrointestinal em algumas pessoas. A utilização deve ser moderada e supervisionada por profissionais de saúde.

O bambu é valorizado não apenas por suas propriedades medicinais, mas também por sua importância econômica e ecológica. Ele é amplamente utilizado em construção, móveis, utensílios e até em produtos alimentícios e cosméticos devido à sua versatilidade e sustentabilidade.

Banana

1. Nome Comum: Banana
2. Nome Científico: Musa spp.
3. Família: Musaceae
4. Descrição: A banana é uma planta herbácea perene com grandes folhas ovais e um cacho de frutos, conhecidos por sua casca amarela (ou verde quando não maduros) e polpa macia e doce. Existem várias espécies e cultivares de banana, incluindo a banana-da-terra (plantain) e a banana comum (Musa acuminata).
5. Habitat: Originária do Sudeste Asiático e das Ilhas do Pacífico, a banana é cultivada em regiões tropicais e subtropicais ao redor do mundo.
6. Usos Medicinais:
   - Banana (Musa acuminata): Rica em potássio, vitamina B6 e fibras, é benéfica para a saúde cardiovascular, ajudando a regular a pressão arterial e apoiar a função muscular. Também é conhecida por suas propriedades antiácidas

e pode ser útil para aliviar a azia e a irritação gástrica.

- ◦ Banana-da-Terra (Musa paradisiaca): Utilizada para melhorar a digestão e tratar problemas gastrointestinais, como constipação. É rica em fibras e amido resistente, que tem um efeito prebiótico no intestino.
- ◦ Folhas de Banana: Usadas na medicina tradicional para tratar feridas e inflamações, bem como para preparar compressas e cataplasmas.

7. Métodos de Uso:

- ◦ Frutos: Consumidos frescos, em sucos, vitaminas e preparações culinárias.
- ◦ Folhas: Utilizadas em compressas, cataplasmas ou como parte de tratamentos tradicionais.
- ◦ Extratos: Pode-se fazer infusões ou extratos de folhas e cascas para uso tópico ou interno.

8. Contraindicações: Em geral, a banana é segura para a maioria das pessoas. No entanto, em casos de alergia a bananas ou distúrbios de potássio, deve-se ter cuidado. Em pessoas com diabetes, o consumo excessivo de bananas pode precisar ser monitorado devido ao seu conteúdo de açúcar.

A banana é uma planta muito versátil, não só em sua utilização culinária, mas também em suas aplicações medicinais e terapêuticas. Sua importância é reconhecida tanto na medicina tradicional quanto na moderna, devido aos seus numerosos benefícios para a saúde.

Balanites (Balanites aegyptiaca)

1. Nome Comum: Balanites

2. Nome Científico: Balanites aegyptiaca
3. Família: Balanitaceae
4. Descrição: Arbusto espinhoso com frutos espinhosos e sementes com propriedades medicinais.
5. Habitat: Encontrado em regiões áridas da África e Oriente Médio.
6. Usos Medicinais: Utilizado para suas propriedades antidiabéticas, antioxidantes e anti-inflamatórias.
7. Métodos de Uso: Frutos e sementes em extratos, óleos.
8. Contraindicações: Geralmente seguro; uso deve ser supervisionado para evitar possíveis efeitos colaterais.

Brionia (Bryonia alba)

1. Nome Comum: Brionia
2. Nome Científico: Bryonia alba
3. Família: Cucurbitaceae
4. Descrição: Planta trepadeira com folhas grandes e flores pequenas.
5. Habitat: Nativa da Europa e Ásia.
6. Usos Medicinais: Usada para tratar condições como artrite e problemas digestivos; é importante em homeopatia.
7. Métodos de Uso: Preparações homeopáticas, extratos da raiz.
8. Contraindicações: Pode ser tóxica em altas doses; deve ser usada com precaução e orientação profissional.

Camomila

1. Nome Comum: Camomila
2. Nome Científico: Matricaria chamomilla
3. Família: Asteraceae
4. Descrição: Planta herbácea com flores pequenas, brancas e amarelas, conhecida por seu aroma característico.
5. Habitat: Nativa da Europa e Ásia, cultivada em regiões

temperadas.

6. Usos Medicinais: Calmante, antiespasmódica, usada para tratar distúrbios digestivos, insônia e inflamações.
7. Métodos de Uso: Infusão das flores secas, óleos essenciais, tinturas.
8. Contraindicações: Pode causar reações alérgicas em pessoas sensíveis a plantas da família Asteraceae.

Cabeludinha

1. Nome Comum: Cabeludinha
2. Nome Científico: Cnidoscolus quercifolius
3. Família: Euphorbiaceae
4. Descrição: Planta arbustiva com folhas grandes e dentadas, pequenas flores esverdeadas.
5. Habitat: Nativa da região nordeste do Brasil, encontrada em áreas de caatinga.
6. Usos Medicinais: Utilizada na medicina tradicional para tratar problemas digestivos, febre e infecções.
7. Métodos de Uso: Infusões das folhas, uso tópico de extratos.
8. Contraindicações: O uso deve ser moderado devido à possibilidade de irritação e efeitos colaterais.

Cardamomo

1. Nome Comum: Cardamomo
2. Nome Científico: Elettaria cardamomum
3. Família: Zingiberaceae
4. Descrição: Planta herbácea com frutos em cápsulas e sementes aromáticas.
5. Habitat: Nativo das florestas tropicais da Índia e Sri Lanka.

6. Usos Medicinais: Estimulante digestivo, antiemético, utilizado para tratar problemas gástricos e respiratórios.
7. Métodos de Uso: Sementes em pó, cápsulas, chás.
8. Contraindicações: Geralmente seguro; pode causar reações alérgicas em alguns indivíduos.

Cúrcuma

1. Nome Comum: Cúrcuma
2. Nome Científico: Curcuma longa.
3. Família: Zingiberaceae
4. Descrição: Planta herbácea com rizomas de cor laranja brilhante, utilizados como tempero e medicamento.
5. Habitat: Nativa do sul da Ásia, cultivada em regiões tropicais.
6. Usos Medicinais: Antiinflamatória, antioxidante, utilizada para tratar problemas digestivos, artrite e doenças de pele.
7. Métodos de Uso: Pó de rizoma em cápsulas, infusões, pasta tópica.
8. Contraindicações: Pode causar irritação gástrica em doses elevadas; deve ser usado com orientação.

Canela

1. Nome Comum: Canela
2. Nome Científico: Cinnamomum verum (ou Cinnamomum cassia para variedades mais comuns)
3. Família: Lauraceae
4. Descrição: Árvore que produz casca aromática usada como especiaria, com folhas ovais e flores pequenas.
5. Habitat: Nativa do Sri Lanka e do sul da Índia, cultivada em regiões tropicais.
6. Usos Medicinais: Antioxidante, antidiabética, usada para melhorar a digestão e controlar níveis de açúcar

no sangue.

7. Métodos de Uso: Casca em pó, extratos, óleos essenciais.

8. Contraindicações: O uso excessivo pode causar irritação na mucosa gastrointestinal; deve ser usado com moderação.

Crisântemo (Chrysanthemum morifolium)

1. Nome Científico: Chrysanthemum morifolium
2. Família**: Asteraceae
3. Descrição**: Planta herbácea com flores coloridas em várias tonalidades, incluindo amarelo, vermelho e rosa.
4. Habitat: Cultivado em várias regiões do mundo, nativo da Ásia.
5. Usos Medicinais: Utilizado para tratar febre, dores de cabeça, problemas oculares e como anti-inflamatório.
6. Métodos de Uso: Infusão das flores secas, extratos, óleos.
7. Contraindicações: Geralmente seguro; pode causar reações alérgicas em algumas pessoas.

Cardo-mariano (Silybum marianum)

1. Nome Comum: Cardo-mariano
2. Nome Científico: Silybum marianum
3. Família: Asteraceae
4. Descrição: Planta espinhosa com folhas grandes e manchas brancas, flores roxas.
5. Habitat: Originário da região mediterrânea, cultivado em várias partes do mundo.
6. Usos Medicinais: Conhecido por suas propriedades hepatoprotetoras, usado para tratar problemas hepáticos e como desintoxicante.
7. Métodos de Uso: Extrato de sementes, cápsulas, chá.

8. Contraindicações: Geralmente seguro; pode causar reações alérgicas em algumas pessoas e interagir com medicamentos.

Coriandro (Coriandrum sativum)

1. Nome Comum: Coentro
2. Nome Científico: Coriandrum sativum
3. Família: Apiaceae
4. Descrição: Planta herbácea com folhas verdes e aromáticas, produz sementes pequenas e redondas.
5. Habitat: Nativo da região do Mediterrâneo, cultivado em várias partes do mundo.
6. Usos Medicinais: Usado para tratar problemas digestivos, como flatulência e náuseas, e como antioxidante.
7. Métodos de Uso: Folhas frescas e sementes em temperos, infusões, extratos.
8. Contraindicações: Geralmente seguro; pode causar reações alérgicas em algumas pessoas.

Cipreste (Cupressus sempervirens)

1. Nome Comum: Cipreste
2. Nome Científico: Cupressus sempervirens
3. Família: Cupressaceae
4. Descrição: Árvore perene com folhas em forma de escamas e cones pequenos.
5. Habitat: Nativo da região do Mediterrâneo, cultivado em várias regiões temperadas.
6. Usos Medicinais: Utilizado como antisséptico, adstringente e para problemas circulatórios.
7. Métodos de Uso: Óleo essencial, infusões das folhas e cascas.
8. Contraindicações: Pode causar irritação na pele; uso

deve ser moderado.

Cânfora

1. Nome Comum: Cânfora
2. Nome Científico: Cinnamomum camphora
3. Família: Lauraceae
4. Descrição: Árvore perene com folhas aromáticas e frutos pequenos. Produz um resina sólida chamada cânfora.
5. Habitat: Nativa da Ásia Oriental, especialmente de regiões como Japão e China.
6. Usos Medicinais: Usada como antisséptico, analgésico e expectorante. Comum em pomadas para dores musculares e congestionamentos.
7. Métodos de Uso: Óleo essencial, pomadas, bálsamos.
8. Contraindicações: Pode ser tóxica em grandes quantidades; não deve ser usada em crianças menores de 2 anos.

Cevada (Hordeum vulgare)

1. Nome Comum: Cevada
2. Nome Científico: Hordeum vulgare
3. Família: Poaceae
4. Descrição: Planta cerealífera com espigas de grãos pequenos e alongados.
5. Habitat: Cultivada em regiões temperadas e subtropicais.
6. Usos Medicinais: Utilizada para melhorar a digestão e como diurético. Também tem propriedades anti-inflamatórias e antioxidantes.
7. Métodos de Uso : Grãos em infusões, farinha em preparações alimentícias.
8. Contraindicações: Contém glúten; não recomendada para pessoas com doença celíaca.

-Cenoura (Daucus carota)

1. Nome Comum: Cenoura
2. Nome Científico: Daucus carota
3. Família: Apiacea
4. Descrição: Raiz comestível e tuberosa, de cor laranja, embora existam variedades de outras cores.
5. Habitat: Nativa da Europa e Ásia, cultivada em diversas partes do mundo.
6. Usos Medicinais: Rica em vitamina A, usada para melhorar a visão e a saúde da pele. Tem propriedades antioxidantes e diuréticas.
7. Métodos de Uso: Consumo direto, sucos, extratos.
8. Contraindicações: Geralmente seguro; pode causar reações alérgicas em indivíduos sensíveis.

Cássia (Cassia angustifolia)

1. Nome Comum: Cássia
2. Nome Científico: Cassia angustifólia
3. Família: Fabaceae
4. Descrição: Arbusto com flores amarelas brilhantes e folhas compostas.
5. Habitat: Nativa do Oriente Médio e África, cultivada em regiões tropicais.
6. Usos Medicinais: Usada como laxante natural e para tratar constipação. Tem propriedades anti-inflamatórias e antimicrobianas.
7. Métodos de Uso: Folhas secas em infusão, cápsulas.
8. Contraindicações: Uso excessivo pode causar diarreia; não recomendado para uso prolongado.

Nome Comum: Damiana

1. Nome Científico: Turnera difusa
2. Família: Passifloraceae
3. Descrição: Arbusto perene com folhas verdes claras e pequenas flores amarelas.
4. Habitat: Regiões tropicais e subtropicais das Américas.
5. Usos Medicinais: Afrodisíaco, ansiolítico, tônico nervoso.
6. Métodos de Uso: Chá das folhas, cápsulas, tintura.
7. Contraindicações: Evitar durante a gravidez e lactação, pode interferir com medicamentos antidiabéticos.

Dong Quai

1. Nome Científico: Angelica sinensis
2. Família: Apiaceae
3. Descrição: Planta perene com caule oco e raízes aromáticas.
4. Habitat Regiões montanhosas da China, Japão e Coreia.
5. Usos Medicinais: Regulação hormonal, tratamento de sintomas da menopausa, melhora da circulação sanguínea.
6. Métodos de Uso: Chá das raízes, cápsulas, tintura.
7. Contraindicações: Não recomendado para grávidas, pessoas com distúrbios de sangramento.

Dente-de-leão (Flor)

1. Nome Científico Taraxacum officinale
2. Família Asteracea
3. Descrição: Flores amarelas brilhantes que formam

uma cabeça composta.

4. Habitat: Comum em regiões temperadas, prados, e jardins.
5. Usos Medicinais: Antioxidante, melhora da digestão, anti-inflamatório.
6. Métodos de Uso: Chá das flores, infusão, vinagre medicinal.
7. Contraindicações: Pode causar reações alérgicas em algumas pessoas.

Damião-do-campo

1. Nome Científico: Humulus lupulus
2. Família: Cannabaceae
3. Descrição: Planta trepadeira com folhas verdes e flores em forma de cone.
4. Habitat: Regiões temperadas da América do Norte e Europa.
5. Usos Medicinais: Calmante, tratamento de insônia, digestivo.
6. Métodos de Uso: Chá das folhas, tintura.
7. Contraindicações: Pode causar sonolência, evitar durante a gravidez.

Dália

1. Nome Científico: Dahlia pinnata
2. Família: Asteraceae
3. Descrição: Planta com flores vistosas em diversas cores e raízes tuberosas.
4. Habitat: Regiões montanhosas do México.
5. Usos Medicinais: Tratamento de diabetes, anti-inflamatório.
6. Métodos de Uso: Decocção das raízes, pó.
7. Contraindicações: Usar com moderação, pode causar reações alérgicas.

Dedaleira

1. Nome Científico: Digitalis purpúrea
2. Família: Plantaginaceae
3. Descrição: Planta bienal com flores tubulares em forma de sino, geralmente roxas.
4. Habitat: Regiões temperadas da Europa.
5. Usos Medicinais: Tratamento de insuficiência cardíaca, regulador do ritmo cardíaco.
6. Métodos de Uso: Preparações farmacêuticas padronizadas.
7. Contraindicações: Uso apenas sob supervisão médica devido à toxicidade.

Drosera

1. Nome Científico: Drosera rotundifolia
2. Família: Droseraceae
3. Descrição:Planta carnívora pequena com folhas cobertas de glândulas pegajosas.
4. Habitat: Pântanos e áreas úmidas na Europa, América do Norte e Ásia.
5. Usos Medicinais: Tratamento de tosse, bronquite, asma.
6. Métodos de Uso: Xarope, chá, tintura.
7. Contraindicações: Evitar durante a gravidez e lactação.

Eucalipto

1. Nome Científico: Eucalyptus globulus
2. Família: Myrtaceae
3. Descrição: Árvore perene de grande porte com folhas aromáticas e flores brancas.
4. Habitat: Originária da Austrália, adaptada a várias regiões do mundo.

5. Usos Medicinais: Expectorante, antisséptico, descongestionante.
6. Métodos de Uso: Óleo essencial, inalação, pomada.
7. Contraindicações: Evitar uso interno excessivo, não recomendado para crianças pequenas.

Erva-cidreira

1. Nome Científico: Melissa officinalis
2. Família Lamiaceae
3. Descrição: Planta herbácea perene com folhas verdes ovais e aroma cítrico.
4. Habitat: Regiões temperadas da Europa e Ásia.
5. Usos Medicinais:Calmante, digestivo, antiviral.
6. Métodos de Uso: Chá das folhas, óleo essencial, tintura.
7. Contraindicações: Pode causar reações alérgicas em pessoas sensíveis, evitar durante a gravidez.

Equinácea

1. Nome Científico: Echinacea purpúrea
2. Família: Asteraceae
3. Descrição: Planta perene com flores roxas e raízes usadas medicinalmente.
4. Habitat: Regiões temperadas da América do Norte.
5. Usos Medicinais: Estimulante do sistema imunológico, anti-inflamatório, antiviral.
6. Métodos de Uso: Chá das raízes, cápsulas, tintura.
7. Contraindicações: Evitar uso prolongado, pode causar reações alérgicas em pessoas com alergia a plantas da família Asteraceae.

Erva-de-São-João

1. Nome Científico: Hypericum perforatum
2. Família: Hypericaceae

3. Descrição: Planta herbácea perene com flores amarelas.
4. Habitat: Regiões temperadas da Europa, Ásia e América do Norte.
5. Usos Medicinais: Antidepressivo, anti-inflamatório, cicatrizante.
6. Métodos de Uso: Chá das flores, óleo, cápsulas.
7. Contraindicações: Pode interagir com diversos medicamentos, evitar durante a gravidez e lactação.

Espinheira-santa

1. Nome Científico: Maytenus ilicifolia
2. Família: Celastraceae
3. Descrição: Arbusto com folhas verdes escuras e espinhosas, pequenas flores esbranquiçadas.
4. Habitat: Regiões tropicais e subtropicais da América do Sul.
5. Usos Medicinais: Tratamento de úlceras gástricas, anti-inflamatório, protetor hepático.
6. Métodos de Uso: Chá das folhas, cápsulas, tintura.
7. Contraindicações: Evitar durante a gravidez, pode causar irritação em algumas pessoas.

Erva-de-bicho

1. Nome Científico: Polygonum persicaria
2. Família: Polygonaceae
3. Descrição: Planta herbácea com folhas lanceoladas e flores pequenas rosadas.
4. Habitat: Regiões temperadas e subtropicais de todo o mundo.
5. Usos Medicinais: Hemostático, anti-inflamatório, diurético.
6. Métodos de Uso: Chá das folhas, compressas.
7. Contraindicações: Pode causar reações alérgicas em

pessoas sensíveis.

Erva-doce

1. Nome Científico: Foeniculum vulgare
2. Família: Apiaceae
3. Descrição: Planta herbácea com folhas finas e flores amarelas, raízes usadas medicinalmente.
4. Habitat: Regiões temperadas da Europa, Ásia e América do Norte.
5. Usos Medicinais: Digestivo, carminativo, antiespasmódico.
6. Métodos de Uso: Chá das raízes, óleo essencial, cápsulas.
7. Contraindicações: Pode interferir com certos medicamentos, uso moderado durante a gravidez.

Erva-príncipe

1. Nome Científico: Cymbopogon citratus
2. Família: Poaceae
3. Descrição: Planta herbácea perene com folhas longas e aromáticas, pequenas flores.
4. Habitat: Regiões tropicais e subtropicais da Ásia.
5. Usos Medicinais: Calmante, digestivo, antisséptico.
6. Métodos de Uso: Chá das folhas e flores, óleo essencial.
7. Contraindicações: Evitar uso excessivo, pode causar irritação em algumas pessoas.

Fel-da-terra

1. Nome Científico: Centaurium erythraea
2. Família: Gentianaceae
3. Descrição: Planta herbácea anual ou bienal com folhas verdes e flores rosadas.
4. Habitat: Regiões temperadas da Europa e América do

Norte.

5. Usos Medicinais: Digestivo, estimulante do apetite, tônico.
6. Métodos de Uso: Chá das folhas, tintura.
7. Contraindicações: Evitar uso prolongado, pode causar irritação gástrica.

Feno-grego

1. Nome Científico: Trigonella foenum-graecum
2. Família: Fabaceae
3. Descrição: Planta herbácea anual com folhas trifoliadas e pequenas flores amarelas.
4. Habitat: Regiões mediterrâneas, cultivado em várias partes do mundo.
5. Usos Medicinais:Estimulante do leite materno, digestivo, antidiabético.
6. Métodos de Uso: Chá das folhas, sementes em pó, cápsulas.
7. Contraindicações: Evitar durante a gravidez, pode causar reações alérgicas.

Fo-ti

1. Nome Científico: Polygonum multiflorum
2. Família Polygonaceae
3. Descrição: Planta trepadeira perene com raízes tuberosas e flores pequenas brancas.
4. Habitat: Regiões montanhosas da China.
5. Usos Medicinais: Anti-envelhecimento, tratamento de queda de cabelo, tônico hepático.
6. Métodos de Uso: Decocção das raízes, cápsulas, tintura.
7. Contraindicações: Pode causar problemas hepáticos em altas doses, evitar durante a gravidez.

Flor-de-são-josé

1. Nome Científico: Passiflora incarnata
2. Família: Passifloraceae
3. Descrição: Planta trepadeira com flores grandes e vistosas, geralmente roxas.
4. Habitat: Regiões temperadas e subtropicais das Américas.
5. Usos Medicinais: Calmante, ansiolítico, tratamento de insônia.
6. Métodos de Uso: Chá das flores, cápsulas, tintura.
7. Contraindicações: Pode causar sonolência, evitar uso com sedativos.

Funcho

1. Nome Científico: Foeniculum vulgare
2. Família: Apiaceae
3. Descrição: Planta herbácea perene com folhas finas e aromáticas e flores amarelas.
4. Habitat: Regiões mediterrâneas, cultivada em várias partes do mundo.
5. Usos Medicinais: Digestivo, carminativo, expectorante.
6. Métodos de Uso: Chá das folhas e sementes, óleo essencial, tintura.
7. Contraindicações: Pode interferir com certos medicamentos, evitar em grandes quantidades durante a gravidez.

Figueira

1. Nome Científico: Ficus carica
2. Família: Moraceae
3. Descrição: Árvore caducifólia com folhas grandes e

lobadas e frutos comestíveis.

4. Habitat: Regiões temperadas e subtropicais.
5. Usos Medicinais: Laxativo, anti-inflamatório, digestivo.
6. Métodos de Uso: Chá das folhas, consumo dos frutos frescos ou secos.
7. Contraindicações: Pode causar reações alérgicas em pessoas sensíveis ao látex.

Frângula

1. Nome Científico: Rhamnus frangula
2. Família: Rhamnaceae
3. Descrição: Arbusto ou pequena árvore com casca marrom e flores pequenas esverdeadas.
4. Habitat: Regiões temperadas da Europa e América do Norte.
5. Usos Medicinais: Laxativo suave, purgativo.
6. Métodos de Uso Decocção da casca, cápsulas.
7. Contraindicações: Não usar durante a gravidez, lactação ou em casos de inflamação intestinal.

Flor de laranjeira

1. Nome Científico: Citrus aurantium
2. Família: Rutaceae
3. Descrição: Pequenas flores brancas e perfumadas da laranjeira.
4. Habitat: Regiões tropicais e subtropicais.
5. Usos Medicinais: Calmante, digestivo, sedativo.
6. Métodos de Uso: Chá das flores, óleo essencial.
7. Contraindicações: Pode causar reações alérgicas em pessoas sensíveis.

Gengibre

1. Nome Científico: Zingiber officinale
2. Família: Zingiberaceae
3. Descrição: Planta herbácea perene com folhas estreitas e flores amarelas. A raiz é a parte mais utilizada.
4. Habitat: Regiões tropicais da Ásia, amplamente cultivada em todo o mundo.
5. Usos Medicinais: Anti-inflamatório, digestivo, antiemético.
6. Métodos de Uso: Chá das folhas e raízes, cápsulas, óleo essencial.
7. Contraindicações: Pode causar azia ou irritação gástrica em doses altas, evitar em casos de úlceras ou cálculos biliares.

Ginkgo

1. Nome Científico: Ginkgo biloba
2. Família: Ginkgoaceae
3. Descrição: Árvore caducifólia com folhas em forma de leque e frutos amarelos.
4. Habitat: Originária da China, cultivada em várias partes do mundo.
5. Usos Medicinais: Melhorar a circulação sanguínea, antioxidante, melhora a memória.
6. Métodos de Uso: Chá das folhas, extrato, cápsulas.
7. Contraindicações: Pode aumentar o risco de sangramento, evitar uso com anticoagulantes.

Ginseng

1. Nome Científico: Panax ginseng
2. Família: Araliaceae
3. Descrição: Planta perene com raiz carnuda e folhas compostas.
4. Habitat: Regiões frias da Ásia, especialmente na

Coreia, China e Sibéria.

5. Usos Medicinais: Estimulante, tônico, melhora a resistência física e mental.
6. Métodos de Uso: Chá da raiz, cápsulas, extrato.
7. Contraindicações: Pode causar insônia, nervosismo, euforia; evitar uso prolongado.

Genciana

1. Nome Científico: Gentiana lutea
2. Família Gentianaceae
3. Descrição: Planta herbácea perene com flores amarelas e raízes amargas.
4. Habitat: Regiões montanhosas da Europa.
5. Usos Medicinais: Digestivo, estimulante do apetite, tônico.
6. Métodos de Uso: Decocção da raiz, tintura, cápsulas.
7. Contraindicações: Pode causar irritação gástrica em doses altas, evitar em casos de úlceras gástricas.

Girassol

1. Nome Científico: Helianthus annuus
2. Família: Asteraceae
3. Descrição: Planta herbácea anual com flores grandes e amarelas.
4. Habitat: Originária da América do Norte, cultivada em várias partes do mundo.
5. Usos Medicinais: Anti-inflamatório, cicatrizante, antioxidante.
6. Métodos de Uso: Óleo das sementes, infusão das flores.
7. Contraindicações: Pode causar reações alérgicas em pessoas sensíveis.

Gerânio

1. Nome Científico: Pelargonium graveolens
2. Família: Geraniaceae
3. Descrição: Planta herbácea com folhas aromáticas e flores variando do rosa ao vermelho.
4. Habitat: Regiões temperadas e subtropicais, amplamente cultivada.
5. Usos Medicinais: Antisséptico, cicatrizante, relaxante.
6. Métodos de Uso: Óleo essencial das folhas e flores, infusão.
7. Contraindicações:** Pode causar irritação na pele em pessoas sensíveis.

Guaco

1. Nome Científico: Mikania glomerata
2. Família: Asteraceae
3. Descrição: Trepadeira com folhas grandes e aromáticas e flores brancas.
4. Habitat: Regiões tropicais da América do Sul.
5. Usos Medicinais: Expectorante, antiasmático, anti-inflamatório.
6. Métodos de Uso: Chá das folhas, xarope, tintura.
7. Contraindicações: Evitar uso durante a gravidez e lactação.

Goiabeira

1. Nome Científico: Psidium guajava
2. Família: Myrtaceae
3. Descrição: Árvore ou arbusto com folhas perenes e frutos comestíveis.
4. Habitat: Regiões tropicais e subtropicais.
5. Usos Medicinais: Antidiarreico, antioxidante, anti-inflamatório.
6. Métodos de Uso: Chá das folhas, infusão, suco dos frutos.

7. Contraindicações: Pode causar constipação em grandes quantidades.

Graviola

1. Nome Científico: Annona muricata
2. Família: Annonaceae
3. Descrição: Árvore de pequeno porte com folhas verdes escuras e frutos grandes e espinhosos.
4. Habitat: Regiões tropicais da América Central e do Sul.
5. Usos Medicinais: Antioxidante, anti-inflamatório, antiparasitário.
6. Métodos de Uso: Chá das folhas e raízes, suco dos frutos.
7. Contraindicações: Evitar uso prolongado, pode causar toxicidade hepática e renal.

Gardênia

1. Nome Científico: Gardenia jasminoides
2. Família: Rubiaceae
3. Descrição: Arbusto com flores brancas perfumadas.
4. Habitat: Regiões tropicais e subtropicais da Ásia.
5. Usos Medicinais: Anti-inflamatório, antioxidante, calmante.
6. Métodos de Uso: Chá das flores, óleo essencial.
7. Contraindicações: Pode causar irritação em pessoas sensíveis.

Hamamélis

1. Nome Científico: Hamamelis virginiana
2. Família: Hamamelidaceae
3. Descrição: Arbusto caducifólio com folhas ovais e flores amarelas.
4. Habitat: Florestas da América do Norte.

5. Usos Medicinais: Adstringente, anti-inflamatório, cicatrizante.
6. Métodos de Uso: Infusão das folhas, extrato, pomada.
7. Contraindicações: Pode causar irritação em pele sensível.

Hortelã

1. Nome Científico: Mentha spicata
2. Família: Lamiaceae
3. Descrição: Planta herbácea perene com folhas verdes e serrilhadas e flores lilases.
4. Habitat Regiões temperadas e subtropicais, especialmente na Europa e Ásia.
5. Usos Medicinais: Digestivo, carminativo, refrescante.
6. Métodos de Uso: Chá das folhas, óleo essencial, folhas frescas.
7. Contraindicações: Evitar uso em excesso em crianças pequenas e lactantes.

Hidraste

1. Nome Científico: Hydrastis canadensis
2. Família: Ranunculaceae
3. Descrição: Planta herbácea perene com rizoma amarelo e flores pequenas e verdes.
4. Habitat: Florestas úmidas da América do Norte.
5. Usos Medicinais: Antibacteriano, anti-inflamatório, adstringente.
6. Métodos de Uso: Decocção do rizoma, tintura, cápsulas.
7. Contraindicações: Evitar uso prolongado, não recomendado para grávidas.

Hibisco

1. Nome Científico: Hibiscus sabdariffa
2. Família: Malvaceae
3. Descrição: Arbusto com flores grandes e vermelhas.
4. Habitat: Regiões tropicais e subtropicais.
5. Usos Medicinais: Antioxidante, diurético, digestivo.
6. Métodos de Uso: Infusão das flores, chá, extrato.
7. Contraindicações: Pode interagir com medicamentos para pressão arterial.

Helichrysum

1. Nome Científico: Helichrysum italicum
2. Família: Asteraceae
3. Descrição: Planta herbácea com flores amarelas e folhas aromáticas.
4. Habitat: Regiões mediterrâneas.
5. Usos Medicinais: Anti-inflamatório, cicatrizante, antioxidante.
6. Métodos de Uso: Óleo essencial das flores, infusão.
7. Contraindicações: Pode causar irritação na pele em pessoas sensíveis.

Hipericão

1. Nome Científico: Hypericum perforatum
2. Família: Hypericaceae
3. Descrição: Planta herbácea perene com folhas ovais e flores amarelas.
4. Habitat: Regiões temperadas da Europa e da América do Norte.
5. Usos Medicinais: Antidepressivo, anti-inflamatório, cicatrizante.

6. Métodos de Uso: Infusão das folhas e flores, extrato, óleo.
7. Contraindicações: Pode interagir com vários medicamentos, não recomendado para grávidas.

Hissopo

1. Nome Científico:** Hyssopus officinalis
2. Família: Lamiaceae
3. Descrição: Planta herbácea com folhas estreitas e flores azuis ou roxas.
4. Habitat: Regiões mediterrâneas.
5. Usos Medicinais: Expectorante, digestivo, antisséptico.
6. Métodos de Uso: Chá das folhas, óleo essencial, infusão.
7. Contraindicações: Pode causar irritação em doses elevadas.

Hena

1. Nome Científico: Lawsonia inermis
2. Família: Lythraceae
3. Descrição: Arbusto com folhas pequenas e flores brancas ou rosas.
4. Habitat: Regiões tropicais e subtropicais da África e da Ásia.
5. Usos Medicinais: Antisséptico, anti-inflamatório, usado tradicionalmente em tintura para a pele.
6. Métodos de Uso: Pasta das folhas, tintura.
7. Contraindicações: Pode causar reações alérgicas em algumas pessoas.

Heléboro

1. Nome Científico: Helleborus niger

2. Família: Ranunculaceae
3. Descrição: Planta herbácea perene com flores brancas ou rosadas.
4. Habitat: Regiões montanhosas da Europa.
5. Usos Medicinais: Usado historicamente como purgativo e para problemas respiratórios.
6. Métodos de Uso: Infusão das flores, tintura.
7. Contraindicações: Alta toxicidade; uso somente sob orientação profissional.

Hemerocallis

1. Nome Científico: Hemerocallis fulva
2. Família: Asphodelaceae
3. Descrição: Planta perene com flores grandes e variadas em cor, geralmente laranjas ou amarelas.
4. Habitat: Regiões temperadas da Ásia e da América do Norte.
5. Usos Medicinais: Usada em algumas culturas como alimento e em preparações para problemas digestivos.
6. Métodos de Uso: Chá das flores, preparações culinárias.
7. Contraindicações: Uso restrito a preparações culinárias; alta ingestão pode causar problemas digestivos.

Hábito-de-cabra

1. Nome Científico: Harpagophytum procumbens
2. Família: Pedaliaceae
3. Descrição: Planta trepadeira com raízes tuberosas e frutos espinhosos.
4. Habitat: Regiões áridas e semiáridas da África e da Namíbia.
5. Usos Medicinais: Anti-inflamatório, analgésico, usado para artrite e dores articulares.
6. Métodos de Uso: Extrato da raiz, cápsulas.

7. Contraindicações: Pode causar distúrbios gastrointestinais em doses altas.

Hortelã-pimenta

1. Nome Científico:Mentha × piperita
2. Família:Lamiaceae
3. Descrição: Planta herbácea perene com folhas verdes e flores roxas.
4. Habitat: Regiões temperadas da Europa e da Ásia.
5. Usos Medicinais: Digestivo, antiespasmódico, alívio de dores de cabeça.
6. Métodos de Uso: Chá das folhas, óleo essencial, cápsulas.
7. Contraindicações: Pode causar azia em algumas pessoas.

Higuerilla

1. Nome Científico: Ricinus communis
2. Família: Euphorbiaceae
3. Descrição: Planta herbácea com folhas grandes e frutos espinhosos.
4. Habitat: Regiões tropicais e subtropicais.
5. Usos Medicinais: Laxativo, utilizado em poultices para inflamações.
6. Métodos de Uso: Óleo extraído das sementes, aplicados externamente ou em preparações orais.
7. Contraindicações: Altamente tóxico se ingerido em grandes quantidades; uso deve ser cuidadoso.

Herba-do-pombo

1. Nome Científico: Chenopodium ambrosioides
2. Família: Amaranthaceae
3. Descrição: Planta herbácea com folhas serrilhadas e

pequenas flores verde-claras.

4. Habitat: Regiões tropicais e subtropicais.
5. Usos Medicinais: Antiparasitário, anti-inflamatório, usado para tratar vermes intestinais.
6. Métodos de Uso: Infusão das folhas, tintura.
7. Contraindicações: Pode ser tóxica em altas doses; uso deve ser orientado por um profissional.

Íris

1. Nome Científico: Iris germânica
2. Família: Iridaceae
3. Descrição: Planta perene com folhas largas e flores vistosas em uma variedade de cores.
4. Habitat: Regiões temperadas da Europa e da Ásia.
5. Usos Medicinais: Usada em preparações para problemas de pele, anti-inflamatória.
6. Métodos de Uso: Infusão das raízes, pó para uso externo.
7. Contraindicações: Pode ser tóxica em doses altas; uso deve ser moderado.

Isopto

1. Nome Científico: Isopogon anemonifolius
2. Família: Proteaceae
3. Descrição: Arbusto com folhas finas e flores em forma de esferas.
4. Habitat: Regiões costeiras da Austrália.
5. Usos Medicinais: Utilizado para alívio de sintomas respiratórios e como expectorante.
6. Métodos de Uso: Infusão das folhas, extrato.
7. Contraindicações: Informações limitadas sobre

contraindicações; uso deve ser supervisionado.

Imbir

1. Nome Científico: Zingiber officinale
2. Família: Zingiberaceae
3. Descrição: Planta herbácea com rizomas aromáticos e folhas largas.
4. Habitat: Regiões tropicais da Ásia.
5. Usos Medicinais: Anti-inflamatório, digestivo, alívio de náuseas.
6. Métodos de Uso: Chá do rizoma, pó para preparações culinárias e cápsulas.
7. Contraindicações: Pode causar azia ou irritação gástrica em doses elevadas.

Íris-do-japão

1. Nome Científico: Iris laevigata
2. Família: Iridaceae
3. Descrição: Planta aquática com flores azuladas ou roxas.
4. Habitat: Áreas úmidas e margens de corpos d'água no Japão e na China.
5. Usos Medicinais: Usada em algumas tradições para problemas de pele e inflamações.
6. Métodos de Uso: Infusão das flores, pó.
7. Contraindicações: Uso não muito documentado; precaução necessária.

Ipê-roxo

1. Nome Científico: Handroanthus impetiginosus
2. Família: Bignoniaceae
3. Descrição: Árvore com flores roxas vibrantes e folhas compostas.

4. Habitat: Florestas tropicais da América do Sul.
5. Usos Medicinais: Antioxidante, anti-inflamatório, usado para tratar problemas respiratórios e digestivos.
6. Métodos de Uso: Decocção das cascas e folhas, extrato.
7. Contraindicações: Poucas informações documentadas; uso deve ser supervisionado.

Ilex (Holly)

1. Nome Científico: Ilex aquifolium (Ilex aquifolium) ou Ilex paraguariensis (erva-mate)
2. Família: Aquifoliaceae
3. Descrição: Planta perene com folhas espinhosas e frutos vermelhos (Ilex aquifolium) ou folhas simples e verdes (Ilex paraguariensis).
4. Habitat: Regiões temperadas e subtropicais.
5. Usos Medicinais: Ilex aquifolium é usado para tratar febre e resfriados; Ilex paraguariensis* é usado como estimulante e para melhorar a digestão.
6. Métodos de Uso: Infusão das folhas, chá (erva-mate).
7. Contraindicações: Pode causar irritação gástrica em doses elevadas.

Jasmim

1. Nome Científico: Jasminum officinale
2. Família: Oleaceae
3. Descrição: Trepadeira ou arbusto com folhas opostas e flores brancas ou amarelas perfumadas.
4. Habitat: Regiões subtropicais e tropicais da Ásia.
5. Usos Medicinais: Relaxante, melhora o sono, ajuda na redução do estresse.
6. Métodos de Uso: Infusão das flores, óleo essencial.
7. Contraindicações: Geralmente seguro, mas pode causar reações alérgicas em algumas pessoas.

Jaboticaba

1. Nome Científico: Plinia cauliflora
2. Família: Myrtaceae
3. Árvore com folhas ovais e frutas escuras que crescem diretamente no tronco.
4. Habitat: Regiões tropicais do Brasil.
5. Usos Medicinais: Antioxidante, utilizado para problemas digestivos e na promoção da saúde cardiovascular.
6. Métodos de Uso: Suco, extrato das folhas.
7. Contraindicações: Geralmente seguro; uso excessivo pode causar desconforto gastrointestinal.

Jaborandi

1. Nome Científico: Pilocarpus jaborandi
2. Família: Rutaceae
3. Descrição: Planta perene com folhas largas e flores pequenas e brancas.
4. Habitat: Florestas tropicais da América do Sul.
5. Usos Medicinais: Estimulante da secreção salivar, usado no tratamento de glaucoma e xerostomia (boca seca).
6. Métodos de Uso: Infusão das folhas, extrato.
7. Contraindicações: Pode causar aumento da salivação e sudorese; uso deve ser supervisionado.

Jiaogulan

1. Nome Científico: Gynostemma pentaphyllum
2. Família: Cucurbitaceae
3. Descrição: Planta trepadeira com folhas verde-escuras e flores pequenas e discretas.
4. Habitat: Regiões subtropicais da China e Japão.

5. Usos Medicinais: Adaptogênico, melhora a resistência ao estresse e promove a saúde cardiovascular.
6. Métodos de Uso: Infusão das folhas, extrato.
7. Contraindicações: Pode interagir com medicamentos anticoagulantes; uso deve ser supervisionado.

Jardineira

1. Nome Científico: Tropaeolum majus
2. Família: Tropaeolaceae
3. Descrição: Planta com flores coloridas (vermelhas, laranjas, amarelas) e folhas arredondadas.
4. Habitat: Regiões temperadas e tropicais.
5. Usos Medicinais: Antisséptico, utilizado para tratar infecções respiratórias e problemas digestivos.
6. Métodos de Uso: Infusão das flores e folhas, uso em saladas.
7. Contraindicações: Geralmente seguro; uso excessivo pode causar desconforto gastrointestinal.

Lanceolada

1. Nome Científico: Eucalyptus lanceolata
2. Família: Myrtaceae
3. Descrição: Árvore com folhas lanceoladas e flores brancas ou amareladas.
4. Habitat: Regiões temperadas da Austrália.
5. Usos Medicinais: Expectorante, utilizado para tratar tosse e congestionamento nasal.
6. Métodos de Uso: Infusão das folhas, óleo essencial.
7. Contraindicações: Pode causar irritação na pele e no trato respiratório em algumas pessoas.

Lavanda

1. Nome Científico: Lavandula angustifólia
2. Família: Lamiaceae

3. Descrição: Planta perene com folhas estreitas e flores roxas ou azuis em espigas.
4. Habitat: Regiões mediterrâneas.
5. Usos Medicinais: Relaxante, ansiolítico, utilizado para promover o sono e aliviar ansiedade.
6. Métodos de Uso: Infusão das flores, óleo essencial.
7. Contraindicações: Geralmente seguro; pode causar reações alérgicas em algumas pessoas.

Lichia

1. Nome Comum: Lichia
2. Nome Científico: Litchi chinensis
3. Família:Sapindaceae
4. Descrição: Árvore frutífera com folhas compostas e flores pequenas, a lichia é conhecida por seu fruto exótico, que tem uma casca áspera e vermelha e uma polpa branca e suculenta.
5. Habitat: Regiões tropicais da Ásia, especialmente China, Taiwan e Índia.
6. Usos Medicinais: A lichia é usada na medicina tradicional para tratar problemas digestivos, promover a saúde da pele e fornecer vitaminas e antioxidantes.
7. Métodos de Uso: Consumo direto do fruto, sucos, extratos.
8. Contraindicações: Geralmente segura; pode causar reações alérgicas em algumas pessoas. O consumo excessivo de lichia não madura pode causar hipoglicemia.

Laranja

1. Nome Científico: Citrus sinensis
2. Família:Rutaceae
3. Descrição: Árvore ou arbusto com folhas brilhantes

e frutos cítricos laranja com casca espessa e polpa suculenta.

4. Regiões subtropicais e tropicais, amplamente cultivada em todo o mundo.
5. Usos Medicinais: Utilizada para tratar resfriados, melhorar a digestão e fornecer vitamina C.
6. Métodos de Uso: Suco, consumo direto da fruta, infusões com casca.
7. Contraindicações: Geralmente segura; pode causar irritação gástrica em pessoas sensíveis ao ácido cítrico.

Laranja-Amarga

1. Nome Científico: Citrus aurantium
2. Família: Rutaceae
3. Descrição: Árvore com frutos pequenos e amargos, casca espessa e folhas aromáticas.
4. Habitat: Regiões subtropicais, cultivada em várias partes do mundo.
5. Usos Medicinais: Usada para problemas digestivos, como aperitivo amargo, e para promover o apetite.
6. Métodos de Uso: Infusão da casca, extrato.
7. Contraindicações: Pode interagir com medicamentos, especialmente os que afetam a pressão arterial e a frequência cardíaca.

Limão

1. Nome Comum: Limão
2. Nome Científico: Citrus limon
3. Família: Rutaceae
4. Descrição: Árvore pequena a média com folhas ovais e brilhantes. Os frutos são esféricos ou ovais, com casca amarela e polpa ácida e suculenta.
5. Habitat: Cultivado em regiões subtropicais e tropicais ao redor do mundo.

6. Usos Medicinais: O limão é conhecido por seus benefícios para a saúde devido ao seu alto teor de vitamina C e antioxidantes. Ele é usado para melhorar a digestão, reforçar o sistema imunológico, e possui propriedades antibacterianas e antivirais.
7. Métodos de Uso: Suco fresco, casca ralada, infusões e em preparações culinárias.
8. Contraindicações: Pode causar irritação gástrica em pessoas sensíveis ao ácido cítrico. O uso excessivo pode também levar a problemas dentários devido à erosão do esmalte dental.

Manjericão

1. Nome Científico: Ocimum basilicum
2. Família: Lamiaceae
3. Descrição: Planta anual com folhas ovais e aromáticas, e flores pequenas, geralmente brancas ou roxas.
4. Habitat: Regiões tropicais e subtropicais.
5. Usos Medicinais: Antioxidante, anti-inflamatório, utilizado para melhorar a digestão e aliviar estresse.
6. Métodos de Uso: Infusão das folhas, óleo essencial, uso culinário.
7. Contraindicações: Geralmente seguro; pode causar reações alérgicas em algumas pessoas.

Menta

1. Nome Científico: Mentha spp.
2. Família: Lamiaceae
3. Descrição: Planta perene com folhas dentadas e aromáticas e flores pequenas, geralmente em espigas.
4. Habitat: Regiões temperadas e subtropicais.
5. Usos Medicinais: Alívio de dores de estômago, problemas digestivos, e como descongestionante nasal.

6. Métodos de Uso: Infusão das folhas, óleo essencial, uso culinário.
7. Contraindicações: Pode causar refluxo em pessoas sensíveis; uso excessivo pode irritar o estômago.

Maca

1. Nome Científico: Lepidium meyenii
2. Família: Brassicaceae
3. Descrição: Planta herbácea com raízes tuberosas que variam em cor de amarelo a roxo.
4. Habitat: Regiões montanhosas do Peru.
5. Usos Medicinais: Adaptógeno, aumenta a energia, melhora a libido e o desempenho mental.
6. Métodos de Uso: Pó da raiz, cápsulas.
7. Contraindicações: Geralmente segura; pode causar distúrbios hormonais em doses elevadas.

Margarida

1. Nome Científico: Bellis perennis
2. Família: Asteraceae
3. Descrição: Planta perene com flores brancas e amarelas.
4. Habitat: Regiões temperadas da Europa e Ásia.
5. Usos Medicinais: Utilizada para aliviar inflamações e como diurético.
6. Métodos de Uso: Infusão das flores, uso tópico.
7. Contraindicações: Geralmente segura; pode causar reações alérgicas em pessoas sensíveis.

Mirtillo

1. Nome Comum: Mirtillo
2. Nome Científico: Vaccinium myrtillus
3. Família: Ericaceae

4. Descrição: Arbusto pequeno com folhas coriáceas e flores pequenas e rosa. Os frutos são bagas pequenas e escuras, de cor azul ou roxa.
5. Habitat: Regiões temperadas da Europa e da Ásia.
6. Usos Medicinais: Utilizado para melhorar a visão, especialmente em condições de baixa visão noturna, e como antioxidante. Também é benéfico para a saúde cardiovascular e pode ajudar a controlar níveis de açúcar no sangue.
7. Métodos de Uso: Infusão das folhas, consumo direto das frutas, extrato.
8. Contraindicações: Geralmente seguro; o consumo excessivo pode causar desconforto digestivo.

Mamão

1. Nome Comum: Mamão
2. Nome Científico: Carica papaya
3. Família: Caricaceae
4. Descrição: Árvore ou arbusto com folhas grandes e frutos grandes, geralmente laranja por fora e verde por dentro, com polpa doce.
5. Habitat: Regiões tropicais e subtropicais do México, América Central e América do Sul.
6. Usos Medicinais: Utilizado para melhorar a digestão, promover a saúde da pele e fornecer vitaminas e enzimas como a papaína, que ajuda na digestão de proteínas.
7. Métodos de Uso: Consumo direto do fruto, sucos, extrato de papaína.
8. Contraindicações: Pode causar reações alérgicas em algumas pessoas. O uso excessivo de papaína pode causar irritação gastrointestinal.

Melancia

1. Nome Comum: Melancia
2. Nome Científico: Citrullus lanatus
3. Família: Cucurbitaceae
4. Descrição: Planta rasteira com frutos grandes e redondos, com casca verde e polpa vermelha, suculenta e rica em sementes.
5. Habitat: Regiões tropicais e subtropicais.
6. Usos Medicinais: Hidratante, ajuda a reduzir a pressão arterial, melhora a saúde do coração e tem propriedades antioxidantes. É rica em vitamina C e licopeno.
7. Métodos de Uso: Consumo direto do fruto, sucos.
8. Contraindicações: Geralmente seguro; o consumo excessivo pode causar desconforto gastrointestinal.

Morango

1. Nome Comum: Morango
2. Nome Científico: Fragaria × ananassa
3. Família: Rosaceae
4. Descrição: Planta herbácea com folhas trifoliadas e flores brancas que dão origem a frutos vermelhos, pequenos e suculentos.
5. Habitat: Regiões temperadas e subtropicais.
6. Usos Medicinais: Rico em vitamina C e antioxidantes, é utilizado para melhorar a saúde cardiovascular, promover a saúde da pele e fortalecer o sistema imunológico.
7. Métodos de Uso: Consumo direto dos frutos, sucos, extratos.
8. Contraindicações: Geralmente seguro; pode causar reações alérgicas em pessoas sensíveis, especialmente aqueles alérgicos a outras frutas da família Rosaceae.

Neem

1. Nome Científico: Azadirachta indica
2. Família: Meliaceae
3. Descrição: Árvore perene com folhas verdes e brilhantes, e flores pequenas e brancas. O fruto é uma cápsula com sementes.
4. Habitat: Regiões tropicais e subtropicais, especialmente na Índia e no Sudeste Asiático.
5. Usos Medicinais: Usado para tratar uma variedade de condições, incluindo problemas de pele, infecções, febres e diabetes. Também possui propriedades antiparasitárias e anti-inflamatórias.
6. Métodos de Uso: Óleo essencial, infusão das folhas, extrato.
7. Contraindicações: Pode causar irritação na pele e reações alérgicas em algumas pessoas. Não recomendado para grávidas.

Nasturtium

1. Nome Científico: Tropaeolum majus
2. Família: Tropaeolaceae
3. Descrição: Planta herbácea com folhas arredondadas e flores brilhantes, geralmente laranja ou vermelho.
4. Habitat: Regiões temperadas e subtropicais, frequentemente cultivada como planta ornamental.
5. Usos Medicinais: Utilizado para problemas respiratórios, como expectorante e antibacteriano. Também é conhecido por suas propriedades antioxidantes.
6. Métodos de Uso: Infusão das folhas e flores, uso culinário.
7. Contraindicações: Geralmente seguro; pode causar irritação gástrica em algumas pessoas.

Nácaro

1. Nome Científico: Eleutherococcus senticosus (anteriormente conhecido como Siberian Ginseng)
2. Família: Araliaceae
3. Descrição: Arbusto com raízes tuberosas e folhas compostas. Produz frutos pequenos e de cor escura.
4. Habitat: Regiões temperadas da Sibéria e do Extremo Oriente Russo.
5. Usos Medicinais: Adaptógeno utilizado para aumentar a resistência ao estresse e melhorar a imunidade. Também pode ajudar a combater a fadiga e melhorar a função cognitiva.
6. Métodos de Uso: Extrato das raízes, cápsulas.
7. Contraindicações: Pode causar insônia ou irritabilidade em algumas pessoas.

Nasturtium (Capuchinha)

1. Nome Científico: Tropaeolum majus
2. Família: Tropaeolaceae
3. Descrição: Planta herbácea com flores brilhantes, geralmente em tons de laranja, vermelho ou amarelo.
4. Habitat: Regiões temperadas e subtropicais.
5. Usos Medicinais: Utilizada para tratar problemas respiratórios e como antioxidante. Suas propriedades antibacterianas também são notáveis.
6. Métodos de Uso: Infusão das flores e folhas, uso culinário.
7. Contraindicações: Geralmente seguro; pode causar irritação gástrica em algumas pessoas.

Orégano

1. Nome Científico: Origanum vulgare
2. Família: Lamiaceae
3. Descrição: Planta perene com folhas ovais e aromáticas e flores pequenas, geralmente roxas.

4. Habitat: Regiões mediterrâneas, bem adaptado a climas quentes e secos.
5. Usos Medicinais: Possui propriedades antimicrobianas e anti-inflamatórias, utilizado para tratar problemas digestivos, resfriados e dores de garganta.
6. Métodos de Uso: Chá, infusão das folhas, óleo essencial.
7. Contraindicações: Geralmente seguro; pode causar irritação na pele em uso tópico ou reações alérgicas em algumas pessoas.

Olíbano

1. Nome Científico: Boswellia serrata
2. Família: Burseraceae
3. Descrição: Árvore com casca rugosa e folhas pequenas, produz resina aromática.
4. Habitat: Regiões secas e áridas da Índia e do Oriente Médio.
5. Usos Medicinais: Utilizado como anti-inflamatório, especialmente em condições como artrite. Também é usado para melhorar a saúde respiratória e como adjuvante em tratamentos de câncer.
6. Métodos de Uso: Incenso, extrato de resina, cápsulas.
7. Contraindicações: Pode causar desconforto gastrointestinal em doses elevadas.

Osha

1. Nome Científico: Ligusticum porterii
2. Família: Apiaceae
3. Descrição: Planta perene com folhas grandes e flores brancas em umbela.
4. Habitat: Regiões montanhosas do sudoeste dos Estados Unidos.
5. Usos Medicinais: Utilizada para tratar problemas

respiratórios, tosse e resfriados. Também é conhecida por suas propriedades antibacterianas e anti-inflamatórias.

6. Métodos de Uso: Infusão das raízes, extrato.
7. Contraindicações: Pode causar reações alérgicas em algumas pessoas.

Orelha-de-judi

1. Nome Científico: Piper umbellatum
2. Família: Piperaceae
3. Descrição: Planta herbácea com folhas grandes e flores pequenas e discretas.
4. Habitat: Regiões tropicais da América do Sul.
5. Usos Medicinais: Usado para tratar inflamações e problemas digestivos. Também possui propriedades antimicrobianas.
6. Métodos de Uso: Infusão das folhas e raízes, extrato.
7. Contraindicações: Pode causar irritação gastrointestinal em algumas pessoas.

Onagra

1. Nome Científico: Oenothera biennis
2. Família: Onagraceae
3. Descrição: Planta bienal com flores amarelas que se abrem à noite e folhas lanceoladas.
4. Habitat: Regiões temperadas da América do Norte.
5. Usos Medicinais: Óleo das sementes é usado para tratar sintomas da TPM, menopausa e problemas de pele, como eczema e acne.
6. Métodos de Uso: Óleo de semente, cápsulas.
7. Contraindicações: Geralmente seguro; pode causar dor de cabeça ou desconforto gastrointestinal em algumas

pessoas.

Ovelha-da-índia

1. Nome Científico: Osmorhiza depauperata
2. Família: Apiaceae
3. Descrição: Planta herbácea com raízes tuberosas e folhas compostas.
4. Habitat: Regiões temperadas da América do Norte.
5. Usos Medicinais: Utilizada tradicionalmente para tratar problemas digestivos e como diurético. Também tem propriedades anti-inflamatórias.
6. Métodos de Uso: Infusão das raízes.
7. Contraindicações: Pouco estudada; deve-se consultar um profissional antes de usar.

Oncidium (Orquídea)

1. Nome Científico: Oncidium spp.
2. Família: Orchidaceae
3. Descrição: Orquídeas com flores pequenas, variadas em cor e padrão, geralmente amarelas ou douradas.
4. Habitat: Regiões tropicais da América Central e do Sul.
5. Usos Medicinais: Embora não seja amplamente usada medicinalmente, algumas culturas indígenas utilizam partes da planta para tratamentos tradicionais, como inflamações e problemas respiratórios.
6. Métodos de Uso: Uso tradicional; infusões e preparados variados.
7. Contraindicações: Geralmente segura; uso tradicional é pouco documentado.

Oliva

1. Nome Científico: Olea europaea
2. Família: Oleaceae
3. Descrição: Árvore perene com folhas lanceoladas prateadas e frutos pequenos, verdes ou pretos quando maduros.
4. Habitat: Regiões mediterrâneas e subtropicais.
5. Usos Medicinais: O óleo de oliva é conhecido por suas propriedades antioxidantes e anti-inflamatórias. É usado para melhorar a saúde cardiovascular, digestiva e promover a saúde da pele.
6. Métodos de Uso: Óleo de oliva, infusão das folhas.
7. Contraindicações: Geralmente seguro; pode causar reações alérgicas em pessoas sensíveis.

Oliveira

1. Nome Comum: Oliveira
2. Nome Científico: Olea europaea
3. Família: Oleaceae
4. Descrição: Árvore perene de folhas lanceoladas e prateadas, com frutos pequenos, que são as azeitonas, que podem ser verdes ou pretos quando maduros. As flores são pequenas e brancas, reunidas em cachos.
5. Habitat: Regiões mediterrâneas e subtropicais, adaptada a climas quentes e secos.
6. Usos Medicinais:

- Óleo de Oliva: Conhecido por suas propriedades antioxidantes e anti-inflamatórias, utilizado para melhorar a saúde cardiovascular, digestiva e da pele. O óleo de oliva é rico em ácidos graxos monoinsaturados e antioxidantes, como polifenóis.

- Folhas de Oliveira: Utilizadas para tratar hipertensão arterial, diabetes, e melhorar a circulação sanguínea. Também têm propriedades antimicrobianas e anti-inflamatórias.

7. Métodos de Uso:

-Óleo de Oliva: Consumo direto, em culinária, ou aplicação tópica.

- Infusão das Folhas: Preparação de chás ou extratos a partir das folhas.

- Extrato: Pode ser encontrado em cápsulas ou como tintura.

8. Contraindicações:

- Óleo de Oliva: Geralmente seguro para a maioria das pessoas, mas o consumo excessivo pode contribuir para ganho de peso devido ao seu alto teor calórico.

- Folhas de Oliveira: Geralmente seguro; pode causar reações alérgicas ou efeitos colaterais gastrointestinais em algumas pessoas. Deve ser usado com cautela por pessoas com pressão arterial baixa ou que estejam tomando medicamentos para controle de pressão arterial.

Pau d'Arco

1. Nome Científico: Tabebuia impetiginosa (ou Handroanthus impetiginosus)
2. Família: Bignoniaceae
3. Descrição: Árvore com folhas compostas e flores grandes e cor-de-rosa. A casca é a parte utilizada medicinalmente.
4. Habitat: Regiões tropicais da América do Sul.
5. Usos Medicinais: Usado tradicionalmente para tratar infecções, inflamações e como um potencial antitumoral. Também é conhecido por suas propriedades antimicrobianas e antifúngicas.
6. Métodos de Uso: Infusão da casca, extrato.
7. Contraindicações: Pode causar reações alérgicas em

algumas pessoas. O uso prolongado pode causar efeitos colaterais, como problemas gástricos.

Prímula

1. Nome Científico: Primula veris
2. Família: Primulaceae
3. Descrição: Planta herbácea com flores pequenas e coloridas, geralmente amarelas, mas também pode ser encontrada em tons de vermelho e rosa.
4. Habitat: Regiões temperadas da Europa e da Ásia.
5. Usos Medicinais: Utilizada para tratar resfriados, tosse e problemas respiratórios. Também possui propriedades sedativas e anti-inflamatórias.
6. Métodos de Uso: Infusão das flores e raízes, extrato.
7. Contraindicações: Geralmente segura; pode causar reações alérgicas em algumas pessoas.

Pomegranate (Romã)

1. Nome Científico: Punica granatum
2. Família: Punicaceae
3. Descrição: Arbusto ou pequena árvore com folhas ovais e brilhantes e frutos redondos com casca espessa e sementes vermelhas.
4. Habitat: Regiões subtropicais e tropicais, originária do Oriente Médio e da Ásia.
5. Usos Medicinais: O suco e as sementes têm propriedades antioxidantes e anti-inflamatórias. Utilizado para melhorar a saúde cardiovascular, controlar a pressão arterial e promover a saúde da pele.
6. Métodos de Uso: Suco, consumo das sementes, extrato.
7. Contraindicações: Geralmente seguro; pode interagir com alguns medicamentos e causar efeitos colaterais gastrointestinais em doses elevadas.

Pata-de-Vaca

1. Nome Científico: Bauhinia forficata
2. Família: Fabaceae
3. Descrição: Árvore ou arbusto com folhas em formato de pata de vaca e flores brancas ou rosadas.
4. Habitat: Regiões tropicais e subtropicais da América do Sul.
5. Usos Medicinais: Utilizada para auxiliar no controle da diabetes, melhora da função hepática e tratamento de inflamações.
6. Métodos de Uso: Infusão das folhas, extrato.
7. Contraindicações: Geralmente segura; pode interagir com medicamentos para diabetes. Consultar um profissional de saúde antes do uso.

Pau Pereira

1. Nome Científico: Pauzia crassifólia
2. Família: Myrtaceae
3. Descrição: Arbusto com folhas ovais e flores pequenas e brancas. A raiz é a parte utilizada medicinalmente.
4. Habitat: Regiões tropicais da América do Sul.
5. Usos Medicinais: Utilizada para tratar problemas digestivos, febres e como anti-inflamatório.
6. Métodos de Uso: Infusão da raiz, extrato.
7. Contraindicações: Pouco estudada; deve ser usada com cautela e orientação profissional.

Passiflora

1. Nome Científico: Passiflora incarnata
2. Família: Passifloraceae
3. Descrição: Planta trepadeira com flores exóticas, de

cores variadas, incluindo roxo, branco e azul.

4. Habitat: Regiões subtropicais e tropicais das Américas.
5. Usos Medicinais: Utilizada como sedativo, para tratar insônia, ansiedade e estresse. Também tem propriedades antiespasmódicas.
6. Métodos de Uso: Infusão das flores e folhas, extrato.
7. Contraindicações: Geralmente segura; pode causar sonolência em algumas pessoas.

Pitaia (Dragão-fruto)

1. Nome Científico: Hylocereus spp.
2. Família: Cactaceae
3. Descrição: Cacto epífito com frutos grandes e escamosos, de cores variadas, incluindo rosa e amarelo.
4. Habitat: Regiões tropicais da América Central e do Sul.
5. Usos Medicinais: Utilizado por suas propriedades antioxidantes e para melhorar a saúde digestiva. O fruto é rico em vitaminas e fibras.
6. Métodos de Uso: Consumo direto do fruto, sucos, e smoothies.
7. Contraindicações: Geralmente seguro; pode causar reações alérgicas em algumas pessoas.

Piperina

1. Nome Científico: Piper nigrum (pimenta preta)
2. Família: Piperaceae
3. Descrição Planta trepadeira cujos frutos são utilizados como tempero (pimenta preta). A piperina é o composto ativo responsável pelas propriedades medicinais.

4. Habitat: Regiões tropicais da Índia e Sudeste Asiático.

5. Usos Medicinais: A piperina possui propriedades anti-inflamatórias, antioxidantes e pode melhorar a biodisponibilidade de outros nutrientes e medicamentos.

6. Métodos de Uso: Suplementos de piperina, pimenta preta como tempero.

7. Contraindicações: Pode causar irritação gastrointestinal em algumas pessoas e interagir com certos medicamentos.

Papoula

1. Nome Comum: Papoula
2. Nome Científico: Papaver somniferum
3. Família: Papaveraceae
4. Descrição: Planta herbácea anual com folhas dentadas e flores grandes e vistosas, geralmente em tons de branco, rosa, vermelho ou roxo. Produz cápsulas de sementes que contêm opiáceos.
5. Habitat: Originária da Ásia, mas cultivada em muitas regiões temperadas e subtropicais ao redor do mundo.
6. Usos Medicinais:

- Ópio: Derivado das cápsulas não maduras da papoula, possui propriedades analgésicas e sedativas. Usado tradicionalmente no tratamento de dor severa e como anestésico.

- Sementes: Usadas em culinária e têm propriedades nutritivas, ricas em ácidos graxos essenciais e fibras.

- Outros Compostos: A papoula contém vários alcaloides, como a morfina e a codeína, que são utilizados na medicina moderna para o manejo da dor.

7. Métodos de Uso:

- Ópio: Preparado como medicamento em fórmulas controladas.

- Sementes: Consumo direto, em pães, bolos e outros produtos alimentícios.

- Extratos e tinturas: Utilizados sob prescrição médica.

8. Contraindicações:

- Ópio: Altamente viciante e com potencial para abuso. Deve ser usado com extrema cautela e somente sob supervisão médica rigorosa. Pode causar dependência, depressão respiratória e outros efeitos colaterais graves.

- Sementes: Geralmente seguras quando consumidas em quantidades normais como parte da dieta. No entanto, o consumo excessivo pode ter efeitos adversos.

Pimenta Preta

1. Nome Científico: Piper nigrum
2. Família: Piperaceae
3. Descrição: Planta trepadeira cujos frutos são usados como tempero. Os frutos verdes são colhidos e secos para produzir pimenta preta.
4. Habitat: Regiões tropicais da Índia e Sudeste Asiático.
5. Usos Medicinais: A piperina, o composto ativo da pimenta preta, possui propriedades antioxidantes, anti-inflamatórias e pode melhorar a biodisponibilidade de outros nutrientes e medicamentos.
6. Métodos de Uso: Consumo direto como tempero, suplementos de piperina.
7. Contraindicações: Pode causar irritação gastrointestinal em algumas pessoas e interagir com medicamentos. Uso excessivo pode ser irritante para o estômago.

Pimento (Pimentão)

1. Nome Científico: Capsicum annuum
2. Família: Solanaceae
3. Descrição: Planta herbácea com frutos que são variedades de pimentão, podendo ser verdes, vermelhos, amarelos ou laranjas.
4. Habitat: Cultivado em regiões temperadas e subtropicais ao redor do mundo.
5. Usos Medicinais: Os pimentos contêm vitaminas A e C, antioxidantes e compostos anti-inflamatórios. Usados para melhorar a saúde da pele e do sistema imunológico.
6. Métodos de Uso: Consumo direto em alimentos, infusões de pimentão seco.
7. Contraindicações: Geralmente seguro; pode causar desconforto gastrointestinal em algumas pessoas.

Pitanga

1. Nome Científico: Eugenia uniflora
2. Família: Myrtaceae
3. Descrição: Arbusto ou pequena árvore com folhas ovais e brilhantes e frutos pequenos, vermelhos ou laranja, com sabor ácido.
4. Habitat: Regiões tropicais da América do Sul.
5. Usos Medicinais: Utilizada para problemas digestivos, inflamações e tem propriedades antioxidantes. Também utilizada na medicina tradicional para tratar infecções e melhorar a saúde da pele.
6. Métodos de Uso: Consumo dos frutos, infusões das folhas.
7. Contraindicações: Geralmente segura; não há muitas informações sobre efeitos colaterais significativos. Pode causar reações alérgicas em algumas pessoas.

Pera

1. Nome Científico: Pyrus communis

2. Família: Rosaceae
3. Descrição: Árvore frutífera com folhas ovais e frutos suculentos, que podem variar em cor e sabor, dependendo da variedade.
4. Habitat: Cultivada em regiões temperadas e subtropicais.
5. Usos Medicinais: A pera é rica em fibras e vitaminas, especialmente a vitamina C. Tem propriedades antioxidantes e é benéfica para a saúde digestiva e cardiovascular.
6. Métodos de Uso: Consumo direto, sucos, e preparações culinárias.
7. Contraindicações: Geralmente segura para a maioria das pessoas; pode causar reações alérgicas em pessoas sensíveis.

Pimenta Biquinho

1. Nome Científico: Capsicum chinense
2. Família: Solanaceae
3. Descrição: Pequena pimenta com formato de biquinho e cor que varia de verde a vermelho, laranja ou amarelo. Tem uma sabor suave e adocicado.
4. Habitat: Cultivada em regiões tropicais e subtropicais.
5. Usos Medicinais: Possui propriedades antioxidantes e anti-inflamatórias. Usada em conservas e como tempero em pratos variados.
6. Métodos de Uso: Consumo em conservas, picles, ou como tempero em alimentos.
7. Contraindicações: Geralmente segura; pode causar irritação gastrointestinal em pessoas sensíveis ao picante.

Pimenta Dedo-de-Moça

1. Nome Científico: Capsicum baccatum
2. Família: Solanaceae
3. Descrição: Pimenta alongada e fina, geralmente vermelha ou verde. Tem um sabor picante e frutado.
4. Habitat: Cultivada em regiões tropicais e subtropicais.
5. Usos Medicinais: Usada para estimular o apetite e melhorar a digestão. Contém capsaicina, que pode ter propriedades analgésicas e anti-inflamatórias.
6. Métodos de Uso: Consumo direto, como tempero em alimentos, ou em preparações culinárias.
7. Contraindicações: Pode causar irritação gastrointestinal em algumas pessoas. Deve ser consumida com moderação.

Pimenta Malagueta

1. Nome Científico: Capsicum frutescens
2. Família: Solanaceae
3. Descrição: Pimenta pequena e muito picante, geralmente vermelha ou verde. É uma das pimentas mais picantes usadas na culinária.
4. Habitat: Cultivada em regiões tropicais e subtropicais, especialmente no Brasil e na América Central.
5. Usos Medicinais: Contém capsaicina, que pode ajudar a aliviar a dor e tem propriedades anti-inflamatórias. Também pode estimular o metabolismo.
6. Métodos de Uso: Usada fresca, seca, ou em molho. É um ingrediente comum em conservas e temperos.
7. Contraindicações: Pode causar irritação gastrointestinal e reações alérgicas em algumas pessoas. Uso excessivo pode ser irritante.

Pimenta Calabresa

1. Nome Científico: Capsicum annuum (ou variedades similares)

2. Família: Solanaceae
3. Descrição: Pimenta pequena e vermelha, geralmente usada seca e moída. Tem um sabor picante e levemente adocicado.
4. Habitat: Cultivada em regiões tropicais e subtropicais.
5. Usos Medicinais: Contém capsaicina, que pode ter propriedades anti-inflamatórias e estimular a digestão. Usada para dar sabor e picância a alimentos.
6. Métodos de Uso: Usada em pó como tempero, em conservas ou em molhos.
7. Contraindicações: Pode causar irritação gastrointestinal em pessoas sensíveis. Deve ser usada com moderação.

Quina

1. Nome Científico:Cinchona spp.
2. Família: Rubiaceae
3. Descrição: Árvore ou arbusto com folhas ovais e flores pequenas, geralmente de cor rosa ou branca. A casca é a parte usada medicinalmente.
4. Habitat: Regiões tropicais da América do Sul, principalmente na bacia amazônica.
5. Usos Medicinais: A casca da quina é conhecida por suas propriedades antimaláricas devido ao seu conteúdo de quinina. Também é usada para tratar febres e problemas digestivos.
6. Métodos de Uso: Infusão da casca, tintura, ou em formulações farmacêuticas para tratar malária.
7. Contraindicações: Pode causar efeitos colaterais como náuseas, zumbido e dores de cabeça em algumas pessoas. Deve ser usada com cautela em pessoas com problemas cardíacos ou renais.

Quassia

1. Nome Científico: Quassia amara
2. Família: Simaroubaceae
3. Descrição: Árvore de pequeno porte com folhas compostas e flores pequenas e amarelas. A raiz e a casca são utilizadas medicinalmente.
4. Habitat: Regiões tropicais da América Central e do Sul.
5. Usos Medicinais: Utilizada como amargo para tratar problemas digestivos, como vermífugo e para estimular o apetite. Também tem propriedades antiparasitárias e antidiabéticas.
6. Métodos de Uso: Infusão da casca ou raiz, extrato.
7. Contraindicações: Geralmente segura em doses recomendadas; pode causar irritação gastrointestinal se usada em excesso.

Quince (Marmelo)

1. Nome Científico: Cydonia oblonga
2. Família: Rosaceae
3. Descrição: Árvore frutífera com folhas ovais e frutos amarelos, duros e ácidos.
4. Habitat: Cultivada em regiões temperadas.
5. Usos Medicinais: O marmelo é rico em pectina e antioxidantes. É usado para melhorar a digestão, tratar problemas de garganta e como um laxante leve. Também tem propriedades anti-inflamatórias e antioxidantes.
6. Métodos de Uso: Consumo do fruto, preparado como geléia, compota ou infusão.
7. Contraindicações: Geralmente seguro; o consumo excessivo pode causar desconforto gastrointestinal.

Quiabo

1. Nome Científico: Abelmoschus esculentus
2. Família: Malvaceae

3. Descrição: Planta herbácea anual com folhas grandes e verdes e frutos em forma de cápsula alongada, coberta por pequenos espinhos. O fruto é conhecido por sua textura mucilaginosa quando cozido.

4. Habitat: Cultivado em regiões tropicais e subtropicais ao redor do mundo.

5. Usos Medicinais:

- Digestivo: A mucilagem presente no quiabo pode ajudar a aliviar a constipação e promover a saúde digestiva.

- Controle de Diabetes: Contém compostos que podem ajudar a regular os níveis de açúcar no sangue.

- Saúde Cardiovascular: Rico em fibras, vitaminas C e K, e antioxidantes que beneficiam a saúde do coração.

6. Métodos de Uso: Consumo direto, cozido ou em preparações culinárias, como ensopados e sopas.

7. Contraindicações: Geralmente seguro; pode causar desconforto gastrointestinal em algumas pessoas quando consumido em excesso.

Quinoa

1. Nome Científico: Chenopodium quinoa
2. Família: Amaranthaceae
3. Descrição: Planta anual com folhas alternadas e pequenas flores que produzem sementes redondas e pequenas. A quinoa é cultivada principalmente por suas sementes comestíveis.
4. Habitat: Originária da região andina da América do Sul, mas cultivada globalmente.
5. Usos Medicinais:

- Nutricional: A quinoa é uma excelente fonte de proteínas, aminoácidos essenciais, fibras, vitaminas e minerais, como ferro, magnésio e fósforo.

- Controle de Peso: Rica em proteínas e fibras, a quinoa pode ajudar a manter a saciedade e auxiliar no controle do peso.

- Saúde Digestiva: As fibras presentes na quinoa ajudam a promover uma digestão saudável e regular.

6. Métodos de Uso: Consumo direto após cozimento, como substituto de grãos em pratos variados, em saladas, sopas e como acompanhamento.

7. Contraindicações: Geralmente segura; algumas pessoas podem ter sensibilidade a saponinas, compostos naturais encontrados na casca da quinoa. Recomenda-se lavar bem a quinoa antes do cozimento para remover essas substâncias.

Rica (ou Ricas)

1. Nome Científico: Hibiscus sabdariffa
2. Família: Malvaceae
3. Descrição: Planta herbácea com folhas grandes e flores vermelhas, que produzem cálices de cor escura utilizados medicinalmente.
4. Habitat: Cultivada em regiões tropicais e subtropicais.
5. Usos Medicinais: A infusão dos cálices é utilizada para tratar hipertensão, problemas digestivos e como diurético. Também possui propriedades antioxidantes.
6. Métodos de Uso: Infusão, suco, e em preparações culinárias.
7. Contraindicações: Pode interagir com medicamentos para pressão arterial. Geralmente segura para a maioria das pessoas.

Rosa

1. Nome Científico:Rosa spp.
2. Família: Rosaceae
3. Descrição: Arbusto com flores coloridas, que podem

variar de rosa a vermelho, branco ou amarelo. As pétalas e os frutos são usados medicinalmente.

4. Habitat: Cultivada em regiões temperadas e subtropicais.
5. Usos Medicinais: As pétalas da rosa são usadas para tratar inflamações, problemas digestivos e como um leve sedativo. Também são usadas em cosméticos e como agente aromatizante.
6. Métodos de Uso: Infusão das pétalas, extrato, óleos essenciais.
7. Contraindicações: Geralmente segura; pode causar reações alérgicas em pessoas sensíveis.

Romã

1. Nome Científico: Punica granatum
2. Família: Punicaceae
3. Descrição: Arbusto ou pequena árvore com frutos redondos, de casca espessa e sementes vermelhas comestíveis.
4. Habitat: Cultivada em regiões temperadas e subtropicais.
5. Usos Medicinais: A romã é rica em antioxidantes, vitaminas e minerais. Pode ajudar na saúde cardiovascular, reduzir a inflamação e melhorar a saúde da pele.
6. Métodos de Uso: Suco, consumo direto dos frutos, extrato.
7. Contraindicações: Geralmente segura; o consumo excessivo pode causar desconforto gastrointestinal.

Rabo-de-Cavalo

1. Nome Científico: Equisetum arvense
2. Família: Equisetaceae
3. Descrição: Planta perene com caules segmentados e

folhas pequenas em forma de espinhos ao longo do caule. Também conhecida como cavalinha.

4. Habitat: Cultivada em regiões temperadas e subtropicais, frequentemente encontrada em solos úmidos.
5. Usos Medicinais: Utilizada como diurético e para fortalecer os ossos e unhas devido ao seu alto teor de sílica. Também pode ser usada para tratar problemas urinários e de pele.
6. Métodos de Uso: Infusão, tintura, ou em suplementos.
7. Contraindicações: Pode causar irritação gastrointestinal e efeitos tóxicos em doses elevadas. Não recomendado para pessoas com problemas renais.

Rícino

1. Nome Científico: Ricinus communis
2. Família: Euphorbiaceae
3. Descrição: Planta perene com folhas grandes e lobadas e frutos espinhosos. A planta é conhecida pelo óleo de rícino, extraído das sementes.
4. Habitat: Cultivada em regiões tropicais e subtropicais.
5. Usos Medicinais: O óleo de rícino é usado como laxante e para tratar problemas digestivos e da pele. Também é utilizado em cosméticos e produtos para o cabelo.
6. Métodos de Uso: Óleo de rícino em cápsulas, como laxante, ou aplicado topicamente em produtos cosméticos.
7. Contraindicações: As sementes de rícino são altamente tóxicas e não devem ser consumidas. O óleo deve ser usado com cautela, e altas doses podem causar desconforto gastrointestinal.

Rábano (ou Raiz de Rábano)

1. Nome Científico: Raphanus sativus

2. Família: Brassicaceae
3. Descrição: Planta herbácea com folhas largas e frutos em forma de vagem. A raiz é a parte consumida e usada medicinalmente.
4. Habitat: Cultivada em regiões temperadas.
5. Usos Medicinais: A raiz de rábano tem propriedades antimicrobianas e pode ser utilizada para aliviar sintomas de resfriados e problemas respiratórios. Também possui propriedades digestivas e diuréticas.
6. Métodos de Uso: Consumo direto, sucos, ou em preparações culinárias.
7. Contraindicações: Geralmente segura; pode causar desconforto gastrointestinal em pessoas sensíveis.

Rudbeckia

1. Nome Científico: Rudbeckia hirta (ou outras espécies do gênero Rudbeckia)
2. Família: Asteraceae
3. Descrição: Planta perene com flores amarelas vibrantes e folhas ovais. Também conhecida como Susan de Olho Preto.
4. Habitat: Cultivada em regiões temperadas e subtropicais.
5. Usos Medicinais: Utilizada na medicina tradicional para tratar resfriados e melhorar a função imunológica. Tem propriedades anti-inflamatórias e antioxidantes.
6. Métodos de Uso: Infusão das flores ou folhas, tintura.
7. Contraindicações: Geralmente segura; pode causar reações alérgicas em algumas pessoas.

Ribas (ou Framboesa)

1. Nome Científico: Rubus idaeus
2. Família: Rosaceae

3. Descrição: Arbusto frutífero com frutos pequenos, vermelhos e agregados, conhecidos como framboesas.
4. Habitat: Cultivada em regiões temperadas.
5. Usos Medicinais: As folhas de framboesa são usadas para aliviar cólicas menstruais e promover a saúde uterina. Os frutos são ricos em antioxidantes e vitaminas, benéficos para a saúde geral.
6. Métodos de Uso: Infusão das folhas, consumo dos frutos frescos ou em preparações culinárias.
7. Contraindicações: Geralmente segura; pode causar reações alérgicas em pessoas sensíveis.

Sálvia

1. Nome Científico: Salvia officinalis
2. Família: Lamiaceae
3. Descrição: Planta perene com folhas ovais e rugosas, de cor verde-acinzentada. As flores são pequenas e geralmente roxas ou azuis.
4. Habitat: Cultivada em regiões mediterrâneas e temperadas.
5. Usos Medicinais: Possui propriedades antimicrobianas e anti-inflamatórias. É usada para tratar problemas digestivos, inflamações da garganta e problemas respiratórios. Também ajuda na memória e na saúde mental.
6. Métodos de Uso: Infusão das folhas, tintura, óleo essencial.
7. Contraindicações: Não recomendada para grávidas em grandes quantidades. Pode causar reações alérgicas em algumas pessoas.

Seriguela

1. Nome Científico: Spondias tuberosa
2. Família: Anacardiaceae

3. Descrição: Árvore frutífera com frutos pequenos e redondos, de cor amarela a vermelha, com polpa doce e ácida.
4. Habitat: Cultivada em regiões tropicais e subtropicais.
5. Usos Medicinais: Os frutos são ricos em vitaminas e antioxidantes, e podem ajudar na digestão e melhorar a saúde imunológica. Também utilizados em preparações para tratar problemas digestivos.
6. Métodos de Uso: Consumo direto dos frutos, em sucos ou preparações culinárias.
7. Contraindicações: Geralmente segura; pode causar reações alérgicas em algumas pessoas.

Suma (ou Ginseng Brasileiro)

1. Nome Científico: Pfaffia paniculata
2. Família: Amaranthaceae
3. Descrição: Planta herbácea com raízes tuberosas e folhas ovais. Também conhecida como ginseng brasileiro devido aos seus efeitos tonificantes.
4. Habitat: Cultivada em regiões tropicais da América do Sul.
5. Usos Medicinais: Usada para aumentar a energia, melhorar a resistência física e mental, e como adaptógeno para ajudar o corpo a lidar com o estresse. Também pode ter propriedades anti-inflamatórias e imunomoduladoras.
6. Métodos de Uso: Infusão da raiz, cápsulas ou em pó.
7. Contraindicações: Geralmente segura; uso excessivo pode causar efeitos colaterais como insônia ou nervosismo.

Salsaparrilha

1. Nome Científico: Smilax ornata
2. Família: Smilacaceae

3. Descrição: Planta trepadeira com raízes tuberosas e folhas grandes e coriáceas. A raiz é a parte usada medicinalmente.
4. Habitat: Cultivada em regiões tropicais e subtropicais.
5. Usos Medicinais: Usada para tratar problemas de pele como acne e eczema, e também como diurético e depurativo do sangue. A salsaparrilha tem propriedades anti-inflamatórias e antimicrobianas.
6. Métodos de Uso: Infusão da raiz, tintura, ou em forma de suplemento.
7. Contraindicações: Pode causar reações alérgicas em algumas pessoas. Uso excessivo pode levar a efeitos colaterais.

Sálvia Peixinho

1. Nome Comum: Sálvia Peixinho
2. Nome Científico: Salvia lavandulifolia (ou *Salvia microphylla* para algumas variações)
3. Família: Lamiaceae
4. Descrição: Planta perene com folhas pequenas e aromáticas, que podem ter uma textura semelhante à lavanda, daí o nome "lavandulifolia". Produz flores pequenas e coloridas, geralmente em tons de roxo ou rosa.
5. Habitat: Originária de regiões do México e dos Estados Unidos, mas cultivada em outras regiões temperadas e subtropicais.
6. Usos Medicinais:

- Estimulante: Pode ajudar a melhorar a clareza mental e a concentração.

- Digestivo: Usada para aliviar problemas digestivos e estomacais.

- Aromática: Suas folhas são usadas como um aromatizante natural e também em tratamentos para o estresse e a ansiedade.

7. Métodos de Uso: Infusão das folhas, uso em culinária, ou em preparações aromáticas.

8. Contraindicações: Geralmente segura para uso em pequenas quantidades; deve ser usada com cautela durante a gravidez e amamentação devido à falta de estudos sobre a segurança em grandes quantidades.

Tomilho

1. Nome Científico: Thymus vulgaris
2. Família: Lamiaceae
3. Descrição: Planta perene com pequenas folhas ovais e pequenas flores que variam do branco ao roxo. Possui um aroma intenso e característico.
4. Habitat: Originário da região mediterrânea, mas cultivado em muitas partes do mundo.
5. Usos Medicinais:

- Antimicrobiano: Possui propriedades antibacterianas e antifúngicas.

- Respiratório: Utilizado para tratar tosse, bronquite e outras infecções respiratórias.

- Digestivo: Pode ajudar na digestão e aliviar sintomas de gases e inchaço.

6. Métodos de Uso: Infusão das folhas, óleo essencial, ou em preparações culinárias.

7. Contraindicações: Geralmente seguro; pode causar irritação gastrointestinal em doses elevadas. Usar com cautela durante a gravidez.

Tanchagem

1. Nome Científico: Plantago major
2. Família: Plantaginaceae

3. Descrição:** Planta herbácea com folhas largas e ovais, que crescem em rosetas basais. Produz pequenas flores em espigas.
4. Habitat: Cultivada em regiões temperadas e pode crescer como planta espontânea.
5. Usos Medicinais:

- Anti-inflamatório: Usada para tratar inflamações e feridas.

- Respiratório: Ajuda a aliviar sintomas de tosse e bronquite.

- Digestivo: Pode ajudar a aliviar problemas digestivos.

6. Métodos de Uso: Infusão das folhas, aplicação tópica de pastas ou pomadas.

7. Contraindicações: Geralmente segura; pode causar reações alérgicas em pessoas sensíveis.

Tâmara

1. Nome Científico: Phoenix dactylifera
2. Família: Arecaceae
3. Descrição: Árvore de crescimento lento com folhas pinnadas e frutos comestíveis, conhecidos como tâmaras. Os frutos são doces e ricos em nutrientes.
4. Habitat: Cultivada em regiões áridas e semiáridas, especialmente no Oriente Médio e Norte da África.
5. Usos Medicinais:

- Energético: As tâmaras são uma fonte rica de energia e podem ajudar a combater a fadiga.

- Digestivo: Ajudam a regular o trânsito intestinal e a aliviar a constipação.

- Saúde Cardiovascular: Ricas em potássio e outros nutrientes que beneficiam o coração.

6. Métodos de Uso: Consumo direto dos frutos, em preparações culinárias ou como suplemento.

7. Contraindicações: Geralmente segura; consumir em excesso pode levar a um aumento de açúcar no sangue.

Tomate

1. Nome Científico: Solanum lycopersicum
2. Família: Solanaceae
3. Descrição: Planta herbácea com frutos redondos e vermelhos, que são comumente usados na culinária.
4. Habitat: Cultivado globalmente em climas temperados e subtropicais.
5. Usos Medicinais:

- Antioxidante: Rico em licopeno, que é um potente antioxidante.

- Saúde Cardiovascular: Pode ajudar a reduzir o risco de doenças cardíacas.

- Saúde da Pele: Os antioxidantes presentes no tomate ajudam a proteger a pele contra danos solares.

6. Métodos de Uso: Consumo direto, em preparações culinárias, sucos e molhos.

7. Contraindicações: Geralmente seguro; pode causar reações alérgicas em algumas pessoas e pode causar desconforto gastrointestinal se consumido em grandes quantidades.

Tanaceto

1. Nome Científico: Tanacetum vulgare
2. Família: Asteraceae
3. Descrição: Planta perene com folhas finamente divididas e flores amarelas em forma de botão.
4. Habitat: Cultivada em regiões temperadas e pode crescer espontaneamente em áreas selvagens.
5. Usos Medicinais: Usado para tratar problemas digestivos, dores de cabeça e febre. Também tem

propriedades antiparasitárias e é utilizado como repelente natural.

6. Métodos de Uso: Infusão das folhas, uso em pomadas ou tinturas.

7. Contraindicações: Não recomendado para grávidas e crianças. Pode causar reações alérgicas e efeitos colaterais em doses elevadas.

Tamarindo

1. Nome Científico: Tamarindus indica
2. Família: Fabaceae
3. Descrição: Árvore tropical com frutos em vagens, contendo uma polpa ácida e doce.
4. Habitat: Cultivada em regiões tropicais e subtropicais, especialmente na África e na Índia.
5. Usos Medicinais: A polpa do tamarindo é usada para aliviar constipação, melhorar a digestão e tratar problemas de estômago. Também é rica em vitamina C e antioxidantes.
6. Métodos de Uso: Consumo da polpa, em sucos, molhos, ou como suplemento.
7. Contraindicações: Geralmente segura; pode causar desconforto gastrointestinal em pessoas sensíveis.

Urtiga

1. Nome Científico: Urtica dioica
2. Família: Urticaceae
3. Descrição: Planta herbácea perene com folhas dentadas e cobertas por pelos urticantes que causam ardor. Produz pequenas flores verdes.
4. Habitat: Cultivada em regiões temperadas e subtropicais; cresce espontaneamente em áreas úmidas e sombreadas.
5. Usos Medicinais:

- Anti-inflamatório: Usada para tratar condições inflamatórias como artrite e dores musculares.

- Diurético: Auxilia na eliminação de líquidos e na saúde do sistema urinário.

- Nutricional: Rica em vitaminas e minerais, como ferro e vitamina C.

6. Métodos de Uso: Infusão das folhas, em cápsulas, ou em preparações tópicas.

7. Contraindicações: Deve ser usada com cautela por pessoas com problemas renais ou em tratamento com anticoagulantes. O contato direto com a planta pode causar irritação na pele.

Unha-de-Gato

1. Nome Científico: Uncaria tomentosa
2. Família: Rubiaceae
3. Descrição: Trepadeira perene com raízes tuberosas e espinhosas, e folhas grandes. As flores são pequenas e de cor creme.
4. Habitat: Originária das florestas tropicais da América do Sul.
5. Usos Medicinais:

Imunomodulador: Auxilia na modulação do sistema imunológico e é usada para tratar infecções e inflamações.

Antioxidante: Possui propriedades antioxidantes que ajudam a combater o estresse oxidativo.

Anti-inflamatório: Usada para tratar artrite e outras condições inflamatórias.

6. Métodos de Uso: Infusão das cascas das raízes, em cápsulas ou tintura.
7. Contraindicações: Pode interagir com medicamentos imunossupressores e anticoagulantes. Não é

recomendada durante a gravidez.

Uva

1. Nome Científico: Vitis vinífera
2. Família: Vitaceae
3. Descrição: Planta trepadeira com folhas largas e frutos pequenos, redondos e geralmente de cor verde, vermelha ou roxa.
4. Habitat: Cultivada em regiões temperadas e subtropicais em todo o mundo.
5. Usos Medicinais:

Antioxidante: Rica em resveratrol e outros antioxidantes que ajudam a proteger o coração e reduzir o risco de doenças cardiovasculares.

Digestivo: Ajudam a melhorar a digestão e a regular o trânsito intestinal.

Saúde da Pele: Os compostos antioxidantes ajudam a proteger a pele dos danos dos radicais livres.

6. Métodos de Uso: Consumo direto, sucos, preparações culinárias, ou como suplemento de resveratrol.

7. Contraindicações: Geralmente segura; pode causar desconforto gastrointestinal em algumas pessoas.

Valeriana

1. Nome Científico: Valeriana officinalis
2. Família: Valerianaceae
3. Descrição: Planta perene com folhas compostas e flores pequenas, geralmente brancas ou rosa. A raiz é a parte utilizada medicamente.
4. Habitat: Cultivada em regiões temperadas da Europa e da Ásia.
5. Usos Medicinais:

Sedativa: Usada para tratar insônia, ansiedade e estresse.

Relaxante Muscular: Pode ajudar a aliviar espasmos musculares e dores.

6. Métodos de Uso: Infusão da raiz, em cápsulas, ou tintura.

7. Contraindicações: Pode causar sonolência e deve ser usada com cautela quando combinada com outros sedativos. Não é recomendada para grávidas e lactantes.

Verbena

1. Nome Científico: Verbena officinalis
2. Família: Verbenaceae
3. Descrição: Planta herbácea com folhas ovais e flores pequenas que podem ser de várias cores, incluindo roxo, rosa e branco.
4. Habitat: Cultivada em regiões temperadas e subtropicais.
5. Usos Medicinais:

Digestiva: Utilizada para tratar distúrbios digestivos e problemas de fígado.
Calmante: Ajuda a aliviar estresse e ansiedade.

6. Métodos de Uso: Infusão das folhas, uso em preparações culinárias ou em tinturas.

7. Contraindicações: Pode causar reações alérgicas em pessoas sensíveis.

Vassourinha-de-Botão

1. Nome Científico: Scoparia dulcis
2. Família: Scrophulariaceae
3. Descrição: Planta herbácea com folhas pequenas e flores pequenas e brancas. É conhecida por seu hábito ereto e ramificado.
4. Habitat: Cultivada em regiões tropicais e subtropicais.

5. Usos Medicinais:

Antimicrobiana: Utilizada no tratamento de infecções e problemas digestivos.

Anti-inflamatória: Ajuda a reduzir inflamações e tratar feridas.

6. Métodos de Uso: Infusão das folhas ou em preparações tópicas.

7. Contraindicações: Geralmente segura; pode causar reações alérgicas em pessoas sensíveis.

Vagem de Cacau

1. Nome Científico: Theobroma cacao
2. Família: Malvaceae
3. Descrição: Árvore tropical que produz frutos em forma de vagens, contendo sementes de cacau.
4. Habitat: Cultivada em regiões tropicais da América do Sul e Central.
5. Usos Medicinais:

Antioxidante: Os grãos de cacau são ricos em flavonoides e antioxidantes.

Estimulante: Contém cafeína e teobromina, que podem melhorar o humor e a energia.

6. Métodos de Uso: Consumo das sementes, em preparações culinárias ou como suplemento.

7. Contraindicações: Pode causar reações em pessoas sensíveis à cafeína e teobromina. Consumo excessivo pode causar problemas gastrointestinais.

Xaxim

1. Nome Científico: Dicksonia spp.
2. Família: Dicksoniaceae

3. Descrição: Samambaia arborescente com folhas grandes e feixes de esporos na parte inferior. Tem um tronco fibroso e é conhecido por ser uma planta de grande porte.
4. Habitat: Nativa das regiões tropicais e subtropicais.
5. Usos Medicinais:

Cicatrizante: A casca e os esporos podem ser utilizados em preparações para tratar feridas e úlceras.

Anti-inflamatório: Pode ajudar a reduzir inflamações e aliviar sintomas de condições inflamatórias.

6. Métodos de Uso: Uso tópico em pomadas e infusões.

7. Contraindicações: Geralmente segura; uso tópico pode causar irritação em algumas pessoas.

Xantoxilo

1. Nome Científico: Zanthoxylum spp.
2. Família: Rutaceae
3. Descrição: Arbusto ou árvore pequena com folhas compostas e frutos pequenos, geralmente espinhosos.
4. Habitat: Encontrado em regiões tropicais e subtropicais.
5. Usos Medicinais:

Digestivo: Usado para tratar problemas digestivos e cólicas.

Analgésico: Possui propriedades que podem ajudar a aliviar dores e desconfortos.

6. Métodos de Uso: Infusão das raízes ou cascas, uso em tinturas.

7. Contraindicações: Pode causar irritação em doses elevadas; deve ser usado com cautela.

Ximenia

1. Nome Científico: Ximenia americana
2. Família: Olacaceae
3. Descrição: Arbusto ou pequena árvore com folhas alternadas e frutos pequenos e esféricos, geralmente de cor amarela ou laranja.
4. Habitat: Nativa de regiões tropicais e subtropicais da África e da América.
5. Usos Medicinais:

Anti-inflamatório: Usada para tratar inflamações e problemas de pele.

Digestiva: O fruto é consumido para melhorar a digestão e tratar distúrbios gastrointestinais.

6. Métodos de Uso: Consumo direto dos frutos, em preparações culinárias ou uso das folhas em infusões.

7. Contraindicações: Geralmente segura; pode causar desconforto gastrointestinal em algumas pessoas.

Zimbro

1. Nome Científico: Juniperus communis
2. Família: Cupressaceae
3. Descrição: Arbusto ou pequena árvore com folhas em forma de agulha e frutos pequenos, de cor azul-escura ou negra.
4. Habitat: Encontrado em regiões temperadas da Europa, Ásia e América do Norte.
5. Usos Medicinais:

Diurético: Usado para tratar retenção de líquidos e problemas urinários.

Digestivo: Auxilia na digestão e alivia problemas estomacais.

6. Métodos de Uso: Infusão dos frutos, em cápsulas, ou como óleo essencial.

7. Contraindicações: Não é recomendado para pessoas com

problemas renais ou durante a gravidez.

A herbologia é uma arte ancestral que utiliza o poder das plantas para promover a saúde e o bem-estar. Neste capítulo, vamos explorar como fazer três tipos de remédios caseiros: chás, pomadas e tinturas. Esses preparados são fáceis de fazer em casa e podem ser uma excelente adição ao seu arsenal de cuidados naturais.

1. Chás Medicinais

Os chás medicinais são uma das formas mais antigas e simples de aproveitar os benefícios das ervas. Eles são feitos a partir da infusão de ervas em água quente, extraindo assim seus compostos benéficos.

Passo a Passo para Fazer Chás

1. Escolha das Ervas:

   - Camomila: Ideal para acalmar o sistema nervoso, aliviar a ansiedade e promover o sono.

   - Hortelã: Eficaz para aliviar problemas digestivos, como indigestão e náuseas.

   - Gengibre: Conhecido por suas propriedades anti-inflamatórias e capacidade de aliviar náuseas e melhorar a digestão.

2. Preparação:

-Ervas Frescas: Use aproximadamente 2 colheres de sopa de ervas frescas por xícara de água.

- Ervas Secas: Use aproximadamente 1 colher de chá de ervas secas por xícara de água.

3. Infusão:

- Água: Ferva água e deixe descansar por cerca de 30 segundos para que a temperatura se estabilize em torno de 90-95°C, ideal para a maioria das ervas.

- Despejar: Coloque as ervas em uma xícara e despeje a água quente sobre elas.

- Cobrir: Cubra a xícara com um pires para manter os óleos essenciais e outros compostos voláteis dentro do chá.

- Tempo de Infusão: Deixe em infusão por 5 a 10 minutos, dependendo da erva e da intensidade desejada.

- Coar: Coe as ervas e descarte-as, reservando o líquido.

4. Dosagem e Armazenamento:

- Consumo: Beba de 1 a 3 xícaras por dia, conforme necessário.

- Armazenamento: Se precisar armazenar, mantenha o chá na geladeira e consuma em até 24 horas.

2. Pomadas

As pomadas são preparações espessas usadas para aplicação tópica, ideais para tratar problemas de pele como queimaduras, cortes e inflamações. Elas combinam o poder curativo das ervas com a ação emoliente de óleos e ceras.

Passo a Passo para Fazer Pomadas

1. Escolha das Ervas:

- Calêndula: Promove a cicatrização de feridas e tem propriedades anti-inflamatórias e antimicrobianas.

- Confrei: Ajuda na regeneração de tecidos, ideal para contusões e inflamações.

- Lavanda: Conhecida por suas propriedades calmantes e antissépticas, boa para queimaduras e picadas de insetos.

2. Infusão de Óleo:

- Ingredientes: Use ervas secas para evitar a introdução de umidade no óleo, o que pode causar rancidez. Utilize azeite de oliva, óleo de coco ou outro óleo portador de sua escolha.

- Método de Infusão a Quente: Coloque as ervas e o óleo em uma panela de banho-maria. Aqueça suavemente por 2 a 3 horas, mantendo a temperatura baixa para não degradar os compostos ativos das ervas.

- Método de Infusão a Frio: Coloque as ervas e o óleo em um frasco de vidro e deixe em um local quente e ensolarado por 4 a 6 semanas, agitando ocasionalmente.

- Coe: Após o período de infusão, coe o óleo para remover as ervas.

3. Preparação da Pomada:

- Ingredientes: Combine 1 xícara de óleo de ervas com 1/4 xícara de cera de abelha ralada.

- Derretimento: Derreta a cera de abelha em banho-maria.

- Mistura: Adicione o óleo de ervas à cera derretida e misture bem até incorporar completamente.

- Adicionar Óleos Essenciais (opcional): Para benefícios adicionais e fragrância, adicione algumas gotas de óleo essencial, como lavanda ou tea tree.

- Envasar: Despeje a mistura em recipientes limpos enquanto ainda está quente. Deixe esfriar e solidificar antes de tampar.

4. Armazenamento e Uso:

- Armazenamento: Armazene em locais frescos e escuros para preservar a eficácia. As pomadas geralmente duram até um ano se armazenadas corretamente.

- Uso: Aplique uma pequena quantidade na área afetada de 2 a 3 vezes ao dia.

3. Tinturas

As tinturas são extratos concentrados de ervas preparados com álcool, usados para uma variedade de condições de saúde. Elas são eficazes porque o álcool extrai e preserva os compostos ativos das ervas.

Passo a Passo para Fazer Tinturas

1. Escolha das Ervas:

- Echinacea: Estimula o sistema imunológico, ajudando a combater resfriados e infecções.

- Valeriana: Usada para tratar insônia e ansiedade, devido às suas propriedades sedativas.

- Alecrim: Melhora a circulação sanguínea e a memória, além de ter propriedades antioxidantes.

2. Preparação:

- Ingredientes: Utilize ervas frescas ou secas e álcool de alta graduação, como vodka ou brandy (pelo menos 40% de álcool).

- Proporção: Use uma proporção de 1:2 para ervas frescas (1 parte de ervas para 2 partes de álcool) ou 1:5 para ervas secas.

3. Infusão:

- Método: Coloque as ervas em um frasco de vidro limpo e despeje o álcool sobre elas, cobrindo completamente.

- Armazenamento: Feche o frasco e armazene em um local escuro e fresco por 4 a 6 semanas, agitando diariamente para assegurar uma infusão adequada.

- Coe: Após o período de infusão, coe a mistura através de um pano de algodão ou filtro de café para remover as ervas.

4. Dosagem e Armazenamento:

- Dosagem: Geralmente, 20-30 gotas (aproximadamente 1 ml) em água, de 2 a 3 vezes ao dia, conforme necessário. Sempre consulte um profissional de saúde antes de iniciar o uso de tinturas, especialmente se você tiver condições de saúde pré-existentes.

- Armazenamento: Armazene em frascos de vidro escuros para proteger da luz, o que pode degradar os compostos ativos. As tinturas podem durar até 2 anos ou mais se armazenadas corretamente.

A criação de remédios caseiros com ervas pode ser uma prática gratificante e eficaz para promover a saúde e o bem-estar. Ao seguir esses passos simples, você pode aproveitar os benefícios curativos das plantas em casa. Lembre-se de consultar um profissional de saúde antes de iniciar qualquer tratamento herbal, especialmente se você tiver condições de saúde pré-existentes ou estiver tomando medicamentos.

Dicas Adicionais

- Qualidade das Ervas: Utilize sempre ervas de alta qualidade, preferencialmente orgânicas.

- Armazenamento: Armazene seus preparados em locais frescos e escuros para preservar sua potência.

- Segurança: Faça um teste de sensibilidade antes de usar qualquer novo remédio tópico ou ingestão interna para evitar reações alérgicas.

Este capítulo serve como um guia introdutório para fazer chás, pomadas e tinturas, proporcionando um ponto de partida para aprofundar seus conhecimentos em herbologia e medicina natural.ões e consultar um profissional de saúde ao utilizar essas plantas.

Receitas para Chás Medicinais

1. Chá de Camomila para Acalmar e Melhorar o Sono

Ingredientes:

- 1 colher de sopa de flores de camomila secas

- 1 xícara de água

Instruções:

1. Ferva a água e deixe descansar por cerca de 30 segundos.

2. Coloque as flores de camomila em uma xícara.

3. Despeje a água quente sobre as flores.

4. Cubra a xícara e deixe em infusão por 5 a 10 minutos.

5. Coe e beba antes de dormir para um efeito calmante.

2. Chá de Hortelã para Problemas Digestivos

Ingredientes:

- 1 colher de chá de folhas de hortelã secas ou 1 colher de sopa de folhas frescas

- 1 xícara de água

Instruções:

1. Ferva a água.

2. Coloque as folhas de hortelã em uma xícara.

3. Despeje a água quente sobre as folhas.

4. Cubra a xícara e deixe em infusão por 7 a 10 minutos.

5. Coe e beba após as refeições para ajudar na digestão.

3. Chá de Gengibre para Náuseas e Inflamações

Ingredientes:

- 1 colher de chá de gengibre fresco ralado ou 1/2 colher de chá de gengibre seco

- 1 xícara de água

- Mel e limão a gosto (opcional)

Instruções:

1. Ferva a água.

2. Adicione o gengibre à água fervente e reduza o fogo.

3. Deixe ferver por 10 minutos.

4. Coe o chá.

5. Adicione mel e limão a gosto, se desejar.

6. Beba para aliviar náuseas e reduzir inflamações.

4. Chá de Erva-Cidreira para Ansiedade e Insônia

Ingredientes:

- 1 colher de sopa de folhas de erva-cidreira secas

- 1 xícara de água

Instruções:

1. Ferva a água e deixe descansar por cerca de 30 segundos.

2. Coloque as folhas de erva-cidreira em uma xícara.

3. Despeje a água quente sobre as folhas.

4. Cubra a xícara e deixe em infusão por 5 a 10 minutos.

5. Coe e beba para ajudar a reduzir a ansiedade e melhorar o sono.

5. Chá de Alecrim para Melhorar a Memória e a Circulação

Ingredientes:

- 1 colher de chá de folhas de alecrim secas

- 1 xícara de água

Instruções:

1. Ferva a água.

2. Coloque as folhas de alecrim em uma xícara.

3. Despeje a água quente sobre as folhas.

4. Cubra a xícara e deixe em infusão por 5 a 7 minutos.

5. Coe e beba para melhorar a memória e estimular a circulação.

6. Chá de Equinácea para Fortalecer o Sistema Imunológico

Ingredientes:

- 1 colher de chá de raiz de equinácea seca ou 1 colher de sopa de folhas e flores secas

- 1 xícara de água

Instruções:

1. Ferva a água.

2. Coloque a equinácea em uma xícara.

3. Despeje a água quente sobre as ervas.

4. Cubra a xícara e deixe em infusão por 10 a 15 minutos.

5. Coe e beba para ajudar a fortalecer o sistema imunológico.

7. Chá de Hibisco para Pressão Arterial e Antioxidantes

Ingredientes:

- 1 colher de sopa de flores de hibisco secas

- 1 xícara de água

Instruções:

1. Ferva a água.

2. Coloque as flores de hibisco em uma xícara.

3. Despeje a água quente sobre as flores.

4. Cubra a xícara e deixe em infusão por 5 a 7 minutos.

5. Coe e beba para aproveitar os benefícios antioxidantes e ajudar a regular a pressão arterial.

Dicas para Preparar e Consumir Chás

- Qualidade da Água: Use sempre água filtrada ou mineral para obter o melhor sabor e os maiores benefícios dos seus chás.

-Temperatura da Água: A temperatura ideal varia conforme a erva, mas geralmente fica entre 90-95°C para evitar queimar as folhas e destruir compostos benéficos.

-Armazenamento das Ervas: Guarde as ervas em recipientes herméticos e em locais escuros e frescos para preservar sua potência.

- Propriedades Adicionais: Personalize seus chás adicionando mel, limão, canela ou outras ervas complementares para obter sabores e benefícios adicionais.

- Consumo Moderado: Embora os chás sejam benéficos, consuma com moderação e evite excesso. Consulte um profissional de saúde, especialmente se tiver condições médicas preexistentes ou estiver tomando medicamentos.

Receitas de Pomadas Medicinais

1. Pomada de Calêndula para Cicatrização de Feridas

Ingredientes:

- 1 xícara de óleo de calêndula (infusionado)

- 1/4 xícara de cera de abelha ralada

- 10 gotas de óleo essencial de lavanda (opcional)

Instruções:

1. Infusão do Óleo: Coloque 1 xícara de flores de calêndula secas em um frasco de vidro e cubra com azeite de oliva ou outro óleo portador de sua escolha. Deixe em um local quente por 4 a 6 semanas, agitando ocasionalmente. Coe o óleo para remover as flores.

2. Derretimento da Cera: Em banho-maria, derreta a cera de

abelha ralada.

3. Mistura: Adicione o óleo de calêndula à cera derretida e mexa bem até incorporar completamente.

4. Adicionar Óleo Essencial: Adicione o óleo essencial de lavanda e misture novamente.

5. Envasar: Despeje a mistura em recipientes limpos e esterilizados enquanto ainda está quente. Deixe esfriar e solidificar antes de tampar.

6. Armazenamento: Armazene em locais frescos e escuros. A pomada dura até um ano se armazenada corretamente.

2. Pomada de Confrei para Contusões e Inflamações

Ingredientes:

- 1 xícara de óleo de confrei (infusionado)

- 1/4 xícara de cera de abelha ralada

- 10 gotas de óleo essencial de alecrim (opcional)

Instruções:

1. Infusão do Óleo: Coloque 1 xícara de folhas e raízes de confrei secas em um frasco de vidro e cubra com azeite de oliva ou outro óleo portador. Deixe em um local quente por 4 a 6 semanas, agitando ocasionalmente. Coe o óleo para remover as ervas.

2. Derretimento da Cera: Em banho-maria, derreta a cera de abelha ralada.

3. Mistura: Adicione o óleo de confrei à cera derretida e mexa bem até incorporar completamente.

4. Adicionar Óleo Essencial: Adicione o óleo essencial de alecrim e misture novamente.

5. Envasar: Despeje a mistura em recipientes limpos e

esterilizados enquanto ainda está quente. Deixe esfriar e solidificar antes de tampar.

6. Armazenamento: Armazene em locais frescos e escuros. A pomada dura até um ano se armazenada corretamente.

3. Pomada de Lavanda para Queimaduras e Picadas de Insetos

Ingredientes:

- 1 xícara de óleo de lavanda (infusionado)

- 1/4 xícara de cera de abelha ralada

- 10 gotas de óleo essencial de tea tree (opcional)

Instruções:

1. Infusão do Óleo: Coloque 1 xícara de flores de lavanda secas em um frasco de vidro e cubra com azeite de oliva ou outro óleo portador. Deixe em um local quente por 4 a 6 semanas, agitando ocasionalmente. Coe o óleo para remover as flores.

2. Derretimento da Cera: Em banho-maria, derreta a cera de abelha ralada.

3. Mistura: Adicione o óleo de lavanda à cera derretida e mexa bem até incorporar completamente.

4. Adicionar Óleo Essencial: Adicione o óleo essencial de tea tree e misture novamente.

5. Envasar: Despeje a mistura em recipientes limpos e esterilizados enquanto ainda está quente. Deixe esfriar e solidificar antes de tampar.

6. Armazenamento: Armazene em locais frescos e escuros. A pomada dura até um ano se armazenada corretamente.

4. Pomada de Arnica para Dores Musculares e Contusões

Ingredientes:

- 1 xícara de óleo de arnica (infusionado)

- 1/4 xícara de cera de abelha ralada

- 10 gotas de óleo essencial de menta (opcional)

Instruções:

1. Infusão do Óleo: Coloque 1 xícara de flores de arnica secas em um frasco de vidro e cubra com azeite de oliva ou outro óleo portador. Deixe em um local quente por 4 a 6 semanas, agitando ocasionalmente. Coe o óleo para remover as flores.

2. Derretimento da Cera: Em banho-maria, derreta a cera de abelha ralada.

3. Mistura: Adicione o óleo de arnica à cera derretida e mexa bem até incorporar completamente.

4. Adicionar Óleo Essencial: Adicione o óleo essencial de menta e misture novamente.

5. Envasar: Despeje a mistura em recipientes limpos e esterilizados enquanto ainda está quente. Deixe esfriar e solidificar antes de tampar.

6. Armazenamento: Armazene em locais frescos e escuros. A pomada dura até um ano se armazenada corretamente.

5. Pomada de Própolis para Infecções e Feridas

Ingredientes:

- 1 xícara de óleo de oliva

- 1/4 xícara de cera de abelha ralada

- 1 colher de sopa de própolis (tintura)

Instruções:

1. Derretimento da Cera: Em banho-maria, derreta a cera de

abelha ralada.

2. Mistura: Adicione o óleo de oliva à cera derretida e mexa bem até incorporar completamente.

3. Adicionar Própolis: Adicione a tintura de própolis e misture novamente.

4. Envasar: Despeje a mistura em recipientes limpos e esterilizados enquanto ainda está quente. Deixe esfriar e solidificar antes de tampar.

5. Armazenamento: Armazene em locais frescos e escuros. A pomada dura até um ano se armazenada corretamente.

Dicas Adicionais para Fazer Pomadas

- Higiene: Certifique-se de que todos os utensílios e recipientes estejam limpos e esterilizados antes de usar.

- Teste de Sensibilidade: Antes de usar qualquer pomada pela primeira vez, faça um teste de sensibilidade aplicando uma pequena quantidade na pele e aguardando 24 horas para verificar se há reações alérgicas.

- Ajuste da Textura: Se a pomada ficar muito dura, adicione um pouco mais de óleo. Se ficar muito mole, adicione mais cera de abelha.

- Armazenamento: As pomadas devem ser armazenadas em locais frescos e escuros, em recipientes hermeticamente fechados. Isso ajudará a preservar sua eficácia e prolongar a vida útil.

Essas receitas de pomadas medicinais oferecem maneiras naturais e eficazes de tratar uma variedade de condições da pele e problemas de saúde. Ao preparar suas próprias pomadas, você pode controlar os ingredientes e garantir a qualidade dos produtos que está usando em seu corpo.

Receitas de Tinturas Medicinais

1. Tintura de Equinácea para Fortalecer o Sistema Imunológico

Ingredientes:

- 1 xícara de raiz de equinácea seca (ou 2 xícaras de erva fresca)

- 2 xícaras de vodka (ou outro álcool de alta graduação, pelo menos 40% de álcool)

Instruções:

1. Preparação das Ervas: Pique a raiz de equinácea em pedaços pequenos para aumentar a área de superfície de contato.

2. Infusão: Coloque a equinácea em um frasco de vidro limpo e esterilizado.

3. Adicionar Álcool: Despeje a vodka sobre a equinácea, garantindo que todas as ervas estejam completamente submersas.

4. Armazenamento: Feche o frasco e armazene em um local fresco e escuro por 4 a 6 semanas. Agite o frasco diariamente para assegurar uma infusão adequada.

5. Coe: Após o período de infusão, coe a mistura usando um pano de algodão ou filtro de café para remover as ervas.

6. Envasar: Transfira a tintura para frascos de vidro escuros, rotulando com a data e os ingredientes.

Dosagem: Tome 20-30 gotas (aproximadamente 1 ml) em água, de 2 a 3 vezes ao dia, conforme necessário.

2. Tintura de Valeriana para Ansiedade e Insônia

Ingredientes:

- 1 xícara de raiz de valeriana seca (ou 2 xícaras de erva fresca)

- 2 xícaras de vodka (ou outro álcool de alta graduação, pelo menos 40% de álcool)

Instruções:

1. Preparação das Ervas: Pique a raiz de valeriana em pedaços pequenos.

2. Infusão: Coloque a valeriana em um frasco de vidro limpo e esterilizado.

3. Adicionar Álcool: Despeje a vodka sobre a valeriana, cobrindo completamente a erva.

4. Armazenamento: Feche o frasco e armazene em um local fresco e escuro por 4 a 6 semanas. Agite o frasco diariamente.

5. Coe: Após o período de infusão, coe a mistura usando um pano de algodão ou filtro de café.

6. Envasar: Transfira a tintura para frascos de vidro escuros, rotulando com a data e os ingredientes.

Dosagem: Tome 20-30 gotas (aproximadamente 1 ml) em água, de 2 a 3 vezes ao dia, especialmente antes de dormir.

3. Tintura de Alecrim para Melhorar a Circulação e Memória

Ingredientes:

- 1 xícara de folhas de alecrim secas (ou 2 xícaras de erva fresca)

- 2 xícaras de vodka (ou outro álcool de alta graduação, pelo menos 40% de álcool)

Instruções:

1.Preparação das Ervas: Pique as folhas de alecrim.

2. Infusão: Coloque o alecrim em um frasco de vidro limpo e esterilizado.

3. Adicionar Álcool: Despeje a vodka sobre o alecrim, cobrindo completamente a erva.

4. Armazenamento: Feche o frasco e armazene em um local fresco e escuro por 4 a 6 semanas. Agite o frasco diariamente.

5. Coe: Após o período de infusão, coe a mistura usando um pano de algodão ou filtro de café.

6. Envasar: Transfira a tintura para frascos de vidro escuros, rotulando com a data e os ingredientes.

Dosagem: Tome 20-30 gotas (aproximadamente 1 ml) em água, de 2 a 3 vezes ao dia.

4. Tintura de Gengibre para Digestão e Náuseas

Ingredientes:

- 1 xícara de gengibre fresco ralado (ou 1/2 xícara de gengibre seco)

- 2 xícaras de vodka (ou outro álcool de alta graduação, pelo menos 40% de álcool)

Instruções:

1. Preparação das Ervas: Rale o gengibre fresco.

2. Infusão: Coloque o gengibre em um frasco de vidro limpo e esterilizado.

3. Adicionar Álcool: Despeje a vodka sobre o gengibre, cobrindo completamente a erva.

4. Armazenamento: Feche o frasco e armazene em um local fresco e escuro por 4 a 6 semanas. Agite o frasco diariamente.

5. Coe: Após o período de infusão, coe a mistura usando um pano de algodão ou filtro de café.

6. Envasar: Transfira a tintura para frascos de vidro escuros, rotulando com a data e os ingredientes.

Dosagem: Tome 10-20 gotas (aproximadamente 0,5 a 1 ml) em água, de 2 a 3 vezes ao dia.

5. Tintura de Lavanda para Calmante e Relaxante

Ingredientes:

- 1 xícara de flores de lavanda secas (ou 2 xícaras de flores frescas)

- 2 xícaras de vodka (ou outro álcool de alta graduação, pelo menos 40% de álcool)

Instruções:

1. Preparação das Ervas: Pique as flores de lavanda.

2. Infusão: Coloque as flores de lavanda em um frasco de vidro limpo e esterilizado.

3. Adicionar Álcool: Despeje a vodka sobre as flores, cobrindo completamente a erva.

4. Armazenamento: Feche o frasco e armazene em um local fresco e escuro por 4 a 6 semanas. Agite o frasco diariamente.

5. Coe: Após o período de infusão, coe a mistura usando um pano de algodão ou filtro de café.

6. Envasar: Transfira a tintura para frascos de vidro escuros, rotulando com a data e os ingredientes.

Dosagem: Tome 20-30 gotas (aproximadamente 1 ml) em água, de 2 a 3 vezes ao dia.

Dicas para Fazer e Usar Tinturas

- Proporção de Infusão: Para ervas frescas, use uma proporção de 1:2 (1 parte de ervas para 2 partes de álcool). Para ervas secas, use uma proporção de 1:5 (1 parte de ervas para 5 partes de álcool).

- Álcool Substituto: Se preferir evitar o álcool, você pode usar glicerina vegetal ou vinagre de maçã como solventes. No entanto, a potência e a duração de conservação podem ser diferentes.

- Rotulagem: Sempre rotule suas tinturas com os ingredientes e a data de preparação para manter o controle da frescura.

- Segurança: Consulte um profissional de saúde antes de iniciar o uso de tinturas, especialmente se você estiver grávida, amamentando, ou tomando outros medicamentos.

- Armazenamento: Guarde as tinturas em frascos de vidro escuros, em locais frescos e escuros, para preservar sua eficácia. As tinturas geralmente duram até 2 anos ou mais se armazenadas corretamente.

Essas receitas de tinturas oferecem maneiras simples e eficazes de incorporar o poder das ervas na sua rotina diária de saúde e bem-estar. Ao fazer suas próprias tinturas, você pode controlar a qualidade e a pureza dos ingredientes, garantindo o melhor benefício para sua saúde.

Capítulo: Planos de Tratamento - Como Tratar Condições Comuns com Plantas Medicinais

A herbologia oferece uma abordagem natural para tratar diversas condições de saúde. Neste capítulo, apresentaremos planos de tratamento para algumas das condições mais comuns, utilizando plantas medicinais conhecidas por seus benefícios terapêuticos. Cada plano de tratamento inclui uma combinação de chás, pomadas e tinturas para fornecer uma abordagem holística à saúde.

1. Resfriado Comum e Gripe

Sintomas Comuns: Congestão nasal, dor de garganta, tosse, febre, fadiga.

Tratamento com Plantas Medicinais:

Chá de Equinácea e Hortelã:

- Ingredientes: 1 colher de sopa de raiz de equinácea seca, 1 colher de chá de folhas de hortelã secas, 2 xícaras de água.

- Instruções: Ferva a água, adicione a equinácea e a hortelã, cubra e deixe em infusão por 10-15 minutos. Coe e beba 2-3 vezes ao dia.

Pomada de Eucalipto:

- Ingredientes: 1 xícara de óleo de coco, 1/4 xícara de cera de abelha, 10 gotas de óleo essencial de eucalipto.

- Instruções: Derreta o óleo de coco e a cera de abelha em banho-maria, adicione o óleo essencial de eucalipto, misture bem e despeje em um recipiente limpo. Aplique no peito e nas costas para aliviar a congestão.

Tintura de Sabugueiro:

- Ingredientes: 1 xícara de bagas de sabugueiro secas, 2 xícaras de vodka.

- Instruções: Coloque as bagas de sabugueiro em um frasco de vidro, cubra com vodka, armazene em local escuro por 4-6 semanas, agitando diariamente. Coe e guarde em frascos escuros. Tome 20-30 gotas em água, 2-3 vezes ao dia.

2. Ansiedade e Estresse

Sintomas Comuns: Nervosismo, insônia, tensão muscular, fadiga.

Tratamento com Plantas Medicinais:

Chá de Camomila e Erva-Cidreira:

- Ingredientes: 1 colher de sopa de flores de camomila secas, 1 colher de chá de folhas de erva-cidreira secas, 2 xícaras de água.

-Instruções: Ferva a água, adicione a camomila e a erva-cidreira, cubra e deixe em infusão por 10-15 minutos. Coe e beba 2-3 vezes ao dia.

Pomada de Lavanda:

-Ingredientes: 1 xícara de óleo de lavanda infusionado, 1/4 xícara de cera de abelha, 10 gotas de óleo essencial de lavanda.

-Instruções: Derreta a cera de abelha em banho-maria, adicione o óleo de lavanda infusionado e o óleo essencial, misture bem e despeje em um recipiente limpo. Aplique nas têmporas e no pescoço para relaxar.

Tintura de Valeriana:

- Ingredientes: 1 xícara de raiz de valeriana seca, 2 xícaras de vodka.

- Instruções: Coloque a valeriana em um frasco de vidro, cubra com vodka, armazene em local escuro por 4-6 semanas, agitando diariamente. Coe e guarde em frascos escuros. Tome 20-30 gotas em água, 2-3 vezes ao dia, especialmente antes de dormir.

3. Problemas Digestivos

Sintomas Comuns: Indigestão, náusea, cólicas, constipação.

Tratamento com Plantas Medicinais:

Chá de Gengibre e Hortelã:

-Ingredientes: 1 colher de chá de gengibre fresco ralado, 1 colher de chá de folhas de hortelã secas, 2 xícaras de água.

- Instruções: Ferva a água, adicione o gengibre e a hortelã, cubra e deixe em infusão por 10-15 minutos. Coe e beba após as refeições.

Pomada de Confrei:

- Ingredientes: 1 xícara de óleo de confrei infusionado, 1/4 xícara de cera de abelha, 10 gotas de óleo essencial de alecrim.

- Instruções: Derreta a cera de abelha em banho-maria, adicione o óleo de confrei infusionado e o óleo essencial, misture bem e despeje em um recipiente limpo. Aplique na área abdominal para aliviar cólicas.

Tintura de Hortelã:

- Ingredientes: 1 xícara de folhas de hortelã secas, 2 xícaras de vodka.

- Instruções: Coloque a hortelã em um frasco de vidro, cubra com vodka, armazene em local escuro por 4-6 semanas, agitando diariamente. Coe e guarde em frascos escuros. Tome 20-30 gotas em água, 2-3 vezes ao dia.

4. Dores Musculares e Articulares

Sintomas Comuns: Dor, inflamação, rigidez.

Tratamento com Plantas Medicinais:

Chá de Cúrcuma e Pimenta Preta:

- Ingredientes: 1 colher de chá de cúrcuma em pó, uma pitada de pimenta preta, 2 xícaras de água.

-Instruções: Ferva a água, adicione a cúrcuma e a pimenta preta, mexa bem e deixe ferver por 5-10 minutos. Coe e beba 2-3 vezes ao dia.

Pomada de Arnica:

-Ingredientes: 1 xícara de óleo de arnica infusionado, 1/4 xícara de cera de abelha, 10 gotas de óleo essencial de menta.

-Instruções: Derreta a cera de abelha em banho-maria, adicione o óleo de arnica infusionado e o óleo essencial, misture bem e despeje em um recipiente limpo. Aplique nas áreas doloridas para aliviar a dor e a inflamação.

Tintura de Gengibre:

- Ingredientes: 1 xícara de gengibre fresco ralado, 2 xícaras de vodka.

-Instruções: Coloque o gengibre em um frasco de vidro, cubra com vodka, armazene em local escuro por 4-6 semanas, agitando diariamente. Coe e guarde em frascos escuros. Tome 20-30 gotas em água, 2-3 vezes ao dia.

5. Problemas de Pele

Sintomas Comuns: Acne, eczema, feridas.

Tratamento com Plantas Medicinais:

Chá de Calêndula:

-Ingredientes: 1 colher de sopa de flores de calêndula secas, 2 xícaras de água.

- Instruções: Ferva a água, adicione a calêndula, cubra e deixe em infusão por 10-15 minutos. Coe e use o chá para lavar a pele ou como compressa.

Pomada de Calêndula:

- Ingredientes: 1 xícara de óleo de calêndula infusionado, 1/4 xícara de cera de abelha, 10 gotas de óleo essencial de lavanda.

- Instruções: Derreta a cera de abelha em banho-maria, adicione o óleo de calêndula infusionado e o óleo essencial, misture bem e despeje em um recipiente limpo. Aplique nas áreas afetadas para ajudar na cicatrização.

Tintura de Própolis:

- Ingredientes: 1 xícara de própolis, 2 xícaras de vodka.

- Instruções: Coloque o própolis em um frasco de vidro, cubra com vodka, armazene em local escuro por 4-6 semanas, agitando diariamente. Coe e guarde em frascos escuros. Aplique diretamente nas áreas afetadas ou tome 10-20 gotas em água, 2-3 vezes ao dia.

Dicas Adicionais para Tratamentos com Plantas Medicinais

- Consistência: Para obter melhores resultados, use os tratamentos de forma consistente e conforme recomendado.

- Qualidade das Ervas: Use sempre ervas de alta qualidade, preferencialmente orgânicas, para garantir a eficácia dos tratamentos.

- Consulta com Profissionais: Consulte um profissional de saúde ou um herbalista antes de iniciar qualquer tratamento, especialmente se você estiver grávida, amamentando ou tomando medicamentos.

- Armazenamento: Armazene chás, pomadas e tinturas em locais frescos e escuros para preservar suas propriedades medicinais.

Este capítulo oferece uma abordagem prática e acessível para tratar condições comuns de saúde com plantas medicinais. Ao integrar esses tratamentos naturais em sua rotina, você pode promover a saúde e o bem-estar de uma maneira holística e sustentável.

Histórias de Sucesso: Casos de Uso Bem-Sucedido de Plantas Medicinais

A herbologia, com suas raízes profundas na história humana, continua a oferecer soluções eficazes para várias condições de saúde. Neste capítulo, exploraremos histórias de sucesso de pessoas que utilizaram plantas medicinais para tratar diversos problemas de saúde. Esses estudos de caso demonstram o poder das ervas e a importância de uma abordagem natural à cura.

Caso 1: Tratando a Insônia com Valeriana e Lavanda

Paciente: Ana, 45 anos

Condição: Insônia crônica

Histórico: Ana lutava contra a insônia há mais de 10 anos, tentando vários medicamentos prescritos, mas sem sucesso duradouro. Ela experimentava dificuldade para adormecer e frequentemente acordava durante a noite.

Tratamento com Plantas Medicinais:

Chá de Valeriana: Ana começou a beber uma xícara de chá de valeriana todas as noites antes de dormir. A valeriana é conhecida por suas propriedades sedativas e relaxantes.

Tintura de Lavanda: Ana também começou a usar uma tintura de lavanda, tomando 20-30 gotas em um pouco de água, meia hora antes de dormir.

Resultados: Após duas semanas de uso consistente, Ana começou a perceber uma melhora significativa na qualidade do sono. Ela adormecia mais rápido e tinha um sono mais profundo e ininterrupto. Após dois meses, Ana relatou que sua insônia havia praticamente desaparecido, e ela se sentia mais descansada e revitalizada pela manhã.

Caso 2: Combatendo a Ansiedade com Camomila e Erva-Cidreira

Paciente: João, 32 anos

Condição: Ansiedade generalizada

Histórico: João trabalhava em um ambiente altamente estressante, o que resultava em episódios frequentes de ansiedade. Ele experimentava palpitações, sudorese e uma constante sensação de apreensão.

Tratamento com Plantas Medicinais:

Chá de Camomila e Erva-Cidreira: João começou a beber duas xícaras de chá de camomila e erva-cidreira diariamente, uma pela manhã e outra à noite.

Pomada de Lavanda: Para aliviar a tensão muscular, João aplicava uma pomada de lavanda nas têmporas e nos ombros sempre que sentia a ansiedade aumentar.

Resultados: Dentro de uma semana, João notou uma redução nos sintomas de ansiedade. A combinação do chá e da pomada ajudou a acalmar sua mente e relaxar seu corpo. Após dois meses de uso regular, João relatou que seus episódios de ansiedade tinham diminuído significativamente em frequência e intensidade.

Caso 3: Aliviando a Dor Articular com Cúrcuma e Arnica

Paciente: Maria, 60 anos

Condição: Artrite

Histórico: Maria sofria de artrite nas mãos e joelhos, o que limitava sua mobilidade e causava dor constante. Ela havia tentado várias opções de tratamento, incluindo medicamentos anti-inflamatórios, mas procurava uma solução mais natural.

Tratamento com Plantas Medicinais:

Chá de Cúrcuma: Maria começou a beber uma xícara de chá de cúrcuma diariamente, conhecido por suas propriedades anti-inflamatórias.

Pomada de Arnica: Ela também começou a aplicar uma pomada de arnica nas áreas afetadas duas vezes ao dia.

Resultados: Após três semanas, Maria percebeu uma redução na inflamação e na dor. A cúrcuma ajudou a diminuir a inflamação internamente, enquanto a pomada de arnica proporcionou alívio tópico imediato. Após três meses, Maria relatou uma melhora significativa na mobilidade e uma redução considerável na dor articular.

Caso 4: Melhorando a Digestão com Gengibre e Hortelã

Paciente: Carlos, 50 anos

Condição: Indigestão crônica

Histórico: Carlos sofria de indigestão crônica, experimentando frequentemente inchaço, náusea e desconforto abdominal após as refeições. Ele buscava uma alternativa natural aos medicamentos que usava esporadicamente.

Tratamento com Plantas Medicinais:

Chá de Gengibre e Hortelã: Carlos começou a beber uma xícara de chá de gengibre e hortelã após cada refeição principal.

Tintura de Hortelã: Para episódios de indigestão mais severa, ele tomava 20 gotas de tintura de hortelã diluídas em água.

Resultados: Carlos notou uma melhora imediata no alívio dos sintomas de indigestão. O chá de gengibre e hortelã ajudou a melhorar a digestão e reduzir o inchaço, enquanto a tintura de hortelã proporcionou um alívio rápido em casos mais graves. Após um mês, Carlos relatou uma digestão muito melhor e menos episódios de desconforto abdominal.

Caso 5: Tratando a Acne com Calêndula e Própolis

Paciente: Beatriz, 22 anos

Condição: Acne

Histórico: Beatriz enfrentava acne severa desde a adolescência. Ela tentou vários tratamentos tópicos e orais com resultados limitados e procurava uma solução mais natural e menos agressiva para sua pele sensível.

Tratamento com Plantas Medicinais:

Chá de Calêndula: Beatriz começou a usar chá de calêndula para lavar o rosto duas vezes ao dia.

Pomada de Calêndula: Ela aplicava uma pomada de calêndula nas áreas afetadas todas as noites antes de dormir.

Tintura de Própolis: Beatriz também começou a tomar 10 gotas de tintura de própolis em água duas vezes ao dia.

Resultados: Dentro de um mês, Beatriz notou uma redução na inflamação e na vermelhidão da pele. O uso regular de calêndula ajudou a acalmar a pele e promover a cicatrização, enquanto a tintura de própolis ajudou a combater a acne internamente. Após três meses, Beatriz relatou uma pele significativamente mais clara e menos propensa a surtos de acne.

Esses estudos de caso destacam o potencial das plantas medicinais em tratar uma variedade de condições de saúde. Através de chás, pomadas e tinturas, os indivíduos encontraram alívio e melhorias significativas em sua qualidade de vida. Cada história de sucesso reforça a importância de considerar a herbologia como uma parte integrante e valiosa da medicina holística. Ao compartilhar essas experiências, esperamos inspirar mais pessoas a explorar os benefícios das plantas medicinais e a adotar uma abordagem mais natural à saúde e ao bem-estar.

Análise Crítica - Discussão sobre a Eficácia e Limitações das Plantas Medicinais

A utilização de plantas medicinais é uma prática milenar que continua a ser amplamente utilizada e estudada hoje em dia. Apesar dos inúmeros benefícios relatados, é importante abordar de forma crítica a eficácia e as limitações dessa abordagem terapêutica. Este capítulo discutirá os pontos fortes e as limitações das plantas medicinais, considerando evidências científicas, experiências clínicas e desafios inerentes ao seu uso.

Eficácia das Plantas Medicinais

1. Base Histórica e Cultural:

Prática Ancestral: A utilização de plantas medicinais remonta a milhares de anos, com tradições em diversas culturas ao redor do mundo, como a medicina chinesa, ayurveda e as práticas indígenas.

Conhecimento Tradicional: O conhecimento sobre o uso de plantas foi transmitido de geração em geração, formando uma base rica de sabedoria medicinal.

2. Evidências Científicas:

Estudos Clínicos: Diversas plantas medicinais foram objeto de estudos científicos que comprovam suas propriedades terapêuticas. Por exemplo, a eficácia da valeriana como sedativo natural e a cúrcuma como agente anti-inflamatório são bem documentadas.

Componentes Ativos: A química das plantas medicinais revela a presença de compostos bioativos, como alcaloides, flavonoides e terpenos, que têm efeitos terapêuticos específicos.

3. Abordagem Holística:

Tratamento Integrativo: As plantas medicinais oferecem uma abordagem integrativa, tratando não apenas os sintomas, mas também a causa subjacente das doenças, promovendo o equilíbrio e o bem-estar geral.

Menos Efeitos Colaterais: Muitos usuários relatam que as plantas medicinais têm menos efeitos colaterais em comparação com medicamentos sintéticos.

Limitações das Plantas Medicinais

1. Variabilidade na Potência:

Qualidade e Pureza: A eficácia das plantas medicinais pode variar dependendo da qualidade da planta, do método de cultivo, da colheita e do processamento. Plantas de diferentes lotes podem ter potências variáveis.

Padronização: A falta de padronização na concentração de compostos ativos pode levar a resultados inconsistentes.

2. Falta de Regulação:

Regulação Inadequada: Em muitos países, os suplementos de plantas medicinais não são rigidamente regulados, o que pode resultar em produtos adulterados ou mal rotulados.

Segurança e Eficácia: A ausência de ensaios clínicos rigorosos para muitos produtos à base de plantas levanta questões sobre sua segurança e eficácia.

3. Interações Medicamentosas:

Interações Potenciais: Plantas medicinais podem interagir com medicamentos prescritos, afetando a eficácia ou causando efeitos adversos. Por exemplo, o uso de hipericão pode interferir com contraceptivos orais e outros medicamentos.

4. Limitações Terapêuticas:

Casos Graves: Plantas medicinais podem ser insuficientes para tratar condições graves ou agudas, como infecções severas, câncer avançado ou traumas.

Necessidade de Diagnóstico: A automedicação com plantas medicinais sem um diagnóstico adequado pode ser ineficaz ou perigosa. Condições subjacentes sérias podem ser mascaradas ou não tratadas adequadamente.

Discussão Crítica

1. Complementaridade com a Medicina Convencional:

Abordagem Integrativa: As plantas medicinais podem complementar a medicina convencional, proporcionando uma abordagem de tratamento mais completa. A colaboração entre médicos e herbalistas pode otimizar os resultados terapêuticos.

Exemplos de Sucesso: Terapias integrativas têm mostrado sucesso em várias áreas, como a oncologia integrativa, onde tratamentos convencionais são combinados com ervas para melhorar a qualidade de vida dos pacientes.

2. Importância da Pesquisa Contínua:

Evidências Baseadas em Pesquisa: A pesquisa contínua é essencial para validar a eficácia das plantas medicinais e descobrir novas aplicações. Ensaios clínicos rigorosos e estudos laboratoriais ajudam a solidificar o papel das plantas na medicina moderna.

Avanços Tecnológicos: O uso de tecnologias modernas, como a análise genômica e a farmacognosia, pode ajudar a identificar compostos bioativos e entender seus mecanismos de ação.

3. Educação e Conscientização:

Formação Profissional: A formação adequada de profissionais de saúde sobre o uso de plantas medicinais é crucial. Médicos, farmacêuticos e herbalistas devem ser bem informados sobre os benefícios e limitações das plantas.

Conscientização do Público: Educar o público sobre o uso seguro e eficaz de plantas medicinais pode prevenir automedicação inadequada e incentivar o uso responsável.

A análise crítica da eficácia e das limitações das plantas medicinais revela um panorama complexo e multifacetado. Embora as plantas ofereçam inúmeros benefícios terapêuticos e uma abordagem mais natural à cura, é fundamental reconhecer suas limitações e os desafios associados ao seu uso. A combinação da sabedoria tradicional com a pesquisa científica moderna pode levar a um uso mais informado e eficaz das plantas medicinais, promovendo a saúde e o bem-estar de maneira holística e equilibrada. Ao adotar uma abordagem crítica e integrativa, podemos maximizar os benefícios das plantas medicinais enquanto minimizamos seus riscos e limitações.

Capítulo: Herbologia e Sustentabilidade

Cultivo Sustentável: Como Cultivar Plantas Medicinais de Forma Sustentável

O cultivo sustentável de plantas medicinais não só preserva a biodiversidade e protege os ecossistemas, mas também assegura a disponibilidade contínua dessas plantas para uso medicinal. Neste capítulo, exploraremos as práticas e princípios que promovem a sustentabilidade no cultivo de plantas medicinais, desde a escolha das espécies até as técnicas de cultivo e colheita.

1. Escolha das Espécies

1.1 Espécies Nativas:

Vantagens: Plantas nativas estão adaptadas ao clima e ao solo locais, requerendo menos recursos como água e fertilizantes. Além disso, o cultivo de plantas nativas ajuda a preservar a biodiversidade local.

Exemplos: No Brasil, plantas como a erva-mate (Ilex paraguariensis), o alecrim-pimenta (Lippia sidoides) e a unha-de-gato (Uncaria tomentosa) são exemplos de plantas medicinais nativas que podem ser cultivadas de forma sustentável.

1.2 Espécies em Risco:

Conservação: Evite cultivar plantas que estão em risco de extinção na natureza, a menos que o objetivo seja a conservação. Em vez disso, opte por plantas que são abundantes e fáceis de cultivar.

Exemplos: A ginseng (Panax ginseng) é uma planta valiosa, mas seu cultivo deve ser manejado com cuidado devido à sua colheita excessiva na natureza.

2. Técnicas de Cultivo Sustentável

2.1 Práticas Orgânicas:

Sem Produtos Químicos: Evite o uso de pesticidas e fertilizantes químicos. Utilize alternativas orgânicas, como compostagem, adubação verde e controle biológico de pragas.

Solo Saudável:Pratique a rotação de culturas e o cultivo intercalado para manter a saúde do solo e prevenir pragas e doenças.

2.2 Conservação de Água:

Irrigação Eficiente: Use sistemas de irrigação por gotejamento ou aspersores de baixa pressão para reduzir o consumo de água.

Captação de Água da Chuva: Instale sistemas de captação de água da chuva para usar na irrigação, reduzindo a dependência de fontes de água potável.

2.3 Manejo de Resíduos:

Compostagem: Transforme resíduos de plantas e restos de colheitas em composto para enriquecer o solo.

Redução de Resíduos: Minimize o desperdício de materiais e reutilize sempre que possível.

3. Colheita e Pós-Colheita

3.1 Colheita Sustentável:

Época Certa: Colha as plantas no momento certo para maximizar os princípios ativos e garantir a regeneração das plantas.

Técnicas Adequadas: Use técnicas de colheita que não danifiquem a planta mãe, permitindo que ela continue a crescer e se reproduzir.

3.2 Processamento e Armazenamento:

Secagem: Seque as plantas medicinales em condições adequadas para preservar seus compostos ativos. Use secadores solares ou locais ventilados e sombreados.

Armazenamento: Armazene as plantas secas em recipientes herméticos, em locais frescos, secos e escuros para manter sua qualidade.

4. Integração com a Comunidade

4.1 Educação e Treinamento:

Compartilhamento de Conhecimento: Promova a educação sobre práticas sustentáveis de cultivo entre agricultores, herbalistas e comunidades locais.

Workshops e Cursos: Ofereça workshops e cursos sobre cultivo sustentável de plantas medicinais, incentivando a adoção dessas práticas.

4.2 Cooperação Comunitária:

Jardins Comunitários: Estabeleça jardins comunitários de plantas medicinais onde as pessoas possam aprender e cultivar juntas.

Mercados Locais: Apoie mercados locais que vendem plantas medicinais cultivadas de forma sustentável, incentivando a economia local.

5. Benefícios do Cultivo Sustentável

5.1 Benefícios Ambientais:

Preservação da Biodiversidade: O cultivo sustentável ajuda a preservar a diversidade genética das plantas medicinais.

Saúde do Solo e da Água: Práticas sustentáveis promovem a saúde do solo e a conservação da água, protegendo os ecossistemas naturais.

5.2 Benefícios Econômicos:

Redução de Custos: Métodos orgânicos e conservação de recursos podem reduzir os custos de cultivo a longo prazo.

Valorização dos Produtos: Plantas medicinais cultivadas de

forma sustentável tendem a ter um valor de mercado mais alto, atraindo consumidores conscientes.

5.3 Benefícios Sociais:

Comunidades Resilientes: O cultivo sustentável fortalece as comunidades rurais, criando fontes de renda estáveis e promovendo a segurança alimentar.

Saúde e Bem-Estar: Plantas medicinais cultivadas de forma sustentável são mais seguras e saudáveis para consumo, contribuindo para o bem-estar geral da população.

O cultivo sustentável de plantas medicinais é uma prática que beneficia não apenas os produtores e consumidores, mas também o meio ambiente e a sociedade como um todo. Ao adotar práticas de cultivo sustentáveis, podemos garantir que as futuras gerações continuem a desfrutar dos inúmeros benefícios que as plantas medicinais têm a oferecer. Este capítulo fornece uma base sólida para entender e implementar essas práticas, promovendo uma abordagem holística e consciente à herbologia.

Capítulo: Ética e Conservação

Práticas Éticas na Colheita e Uso de Plantas

A colheita e o uso de plantas medicinais trazem consigo uma responsabilidade significativa em relação à conservação ambiental e ao respeito pelos ecossistemas e comunidades que dependem desses recursos. Este capítulo abordará as práticas éticas que devem ser seguidas na colheita e uso de plantas medicinais, promovendo a sustentabilidade e o respeito pela natureza e pela diversidade cultural.

1. Princípios de Ética na Colheita de Plantas Medicinais

1.1 Colheita Sustentável:

Limites de Colheita: Colha apenas a quantidade necessária para evitar a superexploração das plantas. Deixe uma parte significativa da planta para garantir sua regeneração.

Rotação de Áreas: Alterne as áreas de colheita para permitir que as plantas se recuperem e mantenham a população local.

1.2 Respeito ao Ciclo de Vida:

Época de Colheita: Colha as plantas no momento certo do seu ciclo de vida, quando os princípios ativos estão no auge e a planta pode se regenerar mais facilmente.

Técnicas Adequadas: Use métodos de colheita que não danifiquem a planta mãe e permitam sua regeneração. Evite arrancar plantas inteiras quando possível.

1.3 Proteção de Espécies em Risco:

Identificação de Espécies Vulneráveis: Familiarize-se com as plantas que estão em risco de extinção e evite colhê-las na natureza.

Cultivo Alternativo: Sempre que possível, cultive plantas medicinais em vez de colhê-las na natureza, especialmente aquelas que são raras ou vulneráveis.

2. Práticas Éticas no Uso de Plantas Medicinais

2.1 Respeito às Culturas Tradicionais:

Conhecimento Ancestral: Reconheça e respeite o conhecimento tradicional e os direitos das comunidades indígenas e locais que têm uma longa história de uso de plantas medicinais.

Consentimento e Benefício Compartilhado: Sempre busque o consentimento das comunidades locais ao utilizar seu conhecimento tradicional e garanta que elas se beneficiem do uso comercial dessas plantas.

2.2 Educação e Conscientização:

Informação Precisa: Promova o uso responsável de plantas medicinais, fornecendo informações precisas sobre seus benefícios, usos e possíveis riscos.

Conscientização Pública: Eduque o público sobre a importância da conservação e das práticas éticas no uso de plantas medicinais, incentivando a valorização e proteção desses recursos.

2.3 Sustentabilidade no Consumo:

Consumo Consciente: Incentive o uso consciente e responsável de plantas medicinais, evitando desperdícios e promovendo a reutilização e reciclagem de materiais sempre que possível.

Produtos Sustentáveis: Apoie produtores e fornecedores que seguem práticas sustentáveis e éticas no cultivo e processamento de plantas medicinais.

3. Conservação e Manejo Sustentável

3.1 Conservação de Habitats Naturais:

Proteção de Ecossistemas: Apoie iniciativas e políticas que protejam os habitats naturais das plantas medicinais, evitando a destruição de florestas, matas e outros ecossistemas.

Restaurar e Preservar: Envolva-se em projetos de restauração de habitats e conservação da biodiversidade, ajudando a reverter a degradação ambiental.

3.2 Bancos de Germoplasma e Jardins Botânicos:

Preservação de Espécies: Apoie e utilize bancos de germoplasma e jardins botânicos que preservam as sementes e plantas medicinais, garantindo a sobrevivência de espécies raras e ameaçadas.

Pesquisa e Educação: Incentive a pesquisa científica e a educação pública sobre a importância da conservação e do uso sustentável de plantas medicinais.

4. Ética na Pesquisa e Desenvolvimento

4.1 Respeito à Propriedade Intelectual:

Reconhecimento de Fontes: Sempre reconheça as fontes de conhecimento tradicional e os direitos das comunidades locais ao realizar pesquisas e desenvolver produtos à base de plantas medicinais.

Compartilhamento de Benefícios: Garanta que os benefícios derivados do uso de plantas medicinais e do conhecimento tradicional sejam compartilhados de forma justa e equitativa com as comunidades que fornecem esse conhecimento.

4.2 Transparência e Integridade:

Práticas de Pesquisa: Conduza pesquisas de forma ética, transparente e com integridade, respeitando os direitos e o bem-estar das comunidades e dos ecossistemas envolvidos.

Publicação e Divulgação: Publique e divulgue os resultados das pesquisas de forma acessível, contribuindo para o avanço do conhecimento e promovendo o uso responsável de plantas medicinais.

Práticas Éticas em Ação

5.1 Projeto de Conservação da Arnica:

Contexto: A arnica (Arnica montana) é uma planta medicinal amplamente utilizada, mas em risco devido à colheita excessiva na natureza.

Ação: Um projeto de conservação foi implementado para cultivar arnica de forma sustentável, envolvendo a comunidade local e promovendo práticas agrícolas orgânicas.

Resultados: A população de arnica se recuperou significativamente, e a comunidade local ganhou uma fonte de renda sustentável.

5.2 Parceria com Comunidades Indígenas para o Uso do Açaí:

Contexto: O açaí (Euterpe oleracea) é uma planta valiosa para as comunidades indígenas da Amazônia, tanto como alimento quanto como medicamento.

Ação: Parcerias foram estabelecidas com as comunidades indígenas para garantir a colheita sustentável do açaí e a partilha justa dos benefícios econômicos.

Resultados: As práticas de colheita sustentável ajudaram a preservar as palmeiras de açaí, enquanto as comunidades locais receberam uma parte justa dos lucros.

Práticas éticas na colheita e uso de plantas medicinais são essenciais para a sustentabilidade e a conservação dos recursos naturais e culturais. Ao seguir os princípios de ética e conservação discutidos neste capítulo, podemos garantir que as plantas medicinais continuem a ser uma fonte valiosa de saúde e bem-estar para as gerações futuras. A promoção de práticas éticas fortalece a relação entre seres humanos e a natureza, incentivando um futuro mais sustentável e harmonioso.

Capítulo: Herbologia e Pesquisa Científica

Artigos Científicos e Evidências: A Base Científica das Plantas Medicinais

O avanço da ciência tem permitido uma melhor compreensão das plantas medicinais, suas propriedades e efeitos terapêuticos. Este capítulo explora a relevância da pesquisa científica na herbologia, apresentando estudos e artigos que fornecem evidências sobre a eficácia, segurança e aplicações das plantas medicinais. A inclusão de referências a artigos científicos oferece uma base sólida para a validação dos benefícios das plantas e promove uma compreensão mais profunda dos mecanismos envolvidos.

1. Eficácia das Plantas Medicinais: Revisão da Literatura

1.1 Propriedades Anti-inflamatórias da Cúrcuma

Estudo: "Curcumin: A Review of Its' Effects on Human Health" (2017) - Journal of Clinical Medicine

Resumo: Este artigo revisa as evidências sobre a curcumina, o principal composto ativo da cúrcuma (Curcuma longa), e suas propriedades anti-inflamatórias e antioxidantes. O estudo conclui que a curcumina é eficaz na redução da inflamação e no tratamento de condições inflamatórias, como artrite e doenças cardiovasculares.

Link: [Curcumin Review](https://www.mdpi.com/2077-0383/6/10/102)

1.2 Efeitos Ansíolíticos da Valeriana

Estudo: "Valerian Root (Valeriana officinalis) for Sleep Disorders: A Systematic Review and Meta-analysis" (2015) - American Journal of Medicine

Resumo: Esta revisão sistemática e meta-análise avalia a eficácia da raiz de valeriana (Valeriana officinalis) no tratamento de distúrbios do sono e ansiedade. Os resultados indicam que a valeriana pode melhorar a qualidade do sono e reduzir os sintomas de ansiedade em comparação com placebo.

Link: [Valerian for Sleep Disorders](https://www.sciencedirect.com/science/article/abs/pii/S0002934315002400)

2. Segurança e Toxicidade: Avaliação dos Riscos

2.1 Toxicidade do Erva-de-São-João

Estudo: "Interactions between St. John's Wort (Hypericum perforatum) and Conventional Medications: A Review" (2013) - Journal of Clinical Psychopharmacology

Resumo: O estudo revisa as interações entre o hipericão (Hypericum perforatum) e medicamentos convencionais, destacando os riscos de interações medicamentosas que podem reduzir a eficácia de medicamentos para condições como depressão e contraceptivos orais.

Link: [St. John's Wort Interactions](https://journals.lww.com/psychopharmacology/Fulltext/2013/26000/Interactions_between_St__John_s_Wort_and.10.aspx)

2.2 Efeitos Adversos da Arnica

Estudo: "Arnica montana: A Review of Its Pharmacological Effects and Safety" (2018) - Phytotherapy Research

Resumo: O artigo revisa a segurança e os efeitos farmacológicos da arnica (Arnica montana), discutindo a toxicidade potencial e os efeitos adversos quando usada topicamente ou oralmente. O estudo conclui que, embora a arnica tenha propriedades anti-inflamatórias, seu uso deve ser monitorado devido a possíveis efeitos adversos.

Link: [Arnica Pharmacological Effects](https://

onlinelibrary.wiley.com/doi/full/10.1002/ptr.6058)

3. Aplicações Terapêuticas: Estudos de Caso

3.1 Uso de Camomila no Tratamento da Indigestão

Estudo: "Chamomile (Matricaria chamomilla L.) for Gastrointestinal Disorders: A Systematic Review" (2016) - Complementary Therapies in Medicine

Resumo: Esta revisão sistemática analisa a eficácia da camomila (Matricaria chamomilla) no tratamento de distúrbios gastrointestinais, incluindo indigestão e síndrome do intestino irritável. Os resultados mostram que a camomila tem efeitos benéficos na redução dos sintomas gastrointestinais.

Link: [Chamomile for Gastrointestinal Disorders](https://www.sciencedirect.com/science/article/pii/S0965229916300790)

3.2 Eficácia da Echinacea no Tratamento de Resfriados

Estudo: "Echinacea for Preventing and Treating the Common Cold: A Systematic Review and Meta-analysis" (2018) - JAMA Network Open

Resumo: O estudo avalia a eficácia da equinácea (Echinacea spp.) na prevenção e tratamento de resfriados. A análise mostra que a equinácea pode reduzir a duração e a gravidade dos resfriados, mas os resultados são variados e dependem da formulação e do uso.

Link: [Echinacea for Common Cold](https://jamanetwork.com/journals/jama/fullarticle/2694930)

4. Métodos de Pesquisa e Avanços Tecnológicos

4.1 Avanços na Farmacognosia

Estudo: "Advances in Pharmacognosy: Identifying and

Characterizing Bioactive Natural Products" (2019) - Phytochemistry Reviews

Resumo: Este artigo explora os avanços na farmacognosia, a ciência do estudo de produtos naturais e suas propriedades bioativas. A pesquisa concentra-se em novas técnicas para identificar e caracterizar compostos bioativos em plantas medicinais.

Link: [Advances in Pharmacognosy](https://link.springer.com/article/10.1007/s11101-018-9581-3)

A pesquisa científica oferece uma base sólida para a compreensão e validação das práticas de herbologia. A revisão de estudos e artigos científicos evidencia a eficácia das plantas medicinais em diversas áreas, bem como os desafios associados à sua segurança e uso. Continuar a investir em pesquisa científica é crucial para aprofundar nosso conhecimento sobre as plantas medicinais e promover práticas seguras e eficazes. Este capítulo fornece uma visão abrangente das evidências científicas, ajudando a integrar a herbologia com a medicina baseada em evidências e promovendo um uso mais informado e responsável das plantas medicinais.

Capítulo: Resumo dos Pontos Principais

Recapitulação dos Principais Tópicos Abordados

Este capítulo oferece uma recapitulação dos principais tópicos discutidos ao longo do livro, proporcionando uma visão geral concisa e abrangente sobre a herbologia. A recapitulação visa consolidar o conhecimento adquirido e destacar as áreas mais importantes relacionadas ao cultivo, uso e conservação das plantas medicinais.

1. Introdução à Herbologia

1.1 História e Evolução da Herbologia:

Origem Ancestral: A herbologia tem raízes profundas em tradições antigas, como a medicina chinesa e a ayurveda, que utilizavam plantas medicinais para promover a saúde e tratar doenças.

Desenvolvimento Moderno: A prática evoluiu ao longo dos séculos, incorporando descobertas científicas e tecnologias modernas, permitindo uma compreensão mais profunda das propriedades e usos das plantas.

1.2 Importância das Plantas Medicinais:

Benefícios Terapêuticos: As plantas medicinais desempenham um papel crucial na saúde humana, oferecendo tratamentos naturais para uma variedade de condições, desde doenças inflamatórias até distúrbios emocionais.

Sustentabilidade e Cultura: Além de seus benefícios terapêuticos, as plantas medicinais são essenciais para a sustentabilidade ambiental e têm significados culturais importantes para muitas comunidades.

2. Cultivo Sustentável de Plantas Medicinais

2.1 Práticas de Cultivo:

Escolha das Espécies: Priorize plantas nativas e evite espécies em risco de extinção, optando por variedades que se adaptam bem ao clima local.

Técnicas Sustentáveis: Adote práticas orgânicas, como compostagem e rotação de culturas, e utilize métodos de irrigação eficientes para conservar água.

2.2 Colheita e Processamento:

Colheita Responsável: Colha as plantas de forma a permitir sua regeneração e proteja as espécies ameaçadas.

Processamento Adequado: Seque e armazene as plantas corretamente para preservar seus princípios ativos e garantir a qualidade dos produtos finais.

3. Práticas Éticas na Colheita e Uso de Plantas

3.1 Ética na Colheita:

Respeito ao Ambiente: Colha de forma sustentável e evite a superexploração dos recursos naturais. Proteja os habitats e respeite o ciclo de vida das plantas.

Proteção das Espécies: Priorize a colheita de plantas cultivadas em vez de selvagens, especialmente para espécies ameaçadas.

3.2 Ética no Uso:

Respeito Cultural: Reconheça e respeite o conhecimento tradicional das comunidades locais e indígenas, garantindo benefícios justos e compartilhados.

Educação e Conscientização: Promova o uso responsável e informado das plantas medicinais, educando o público e os profissionais de saúde.

4. Pesquisa Científica e Evidências

4.1 Eficácia das Plantas Medicinais:

Estudos Clínicos: Diversos estudos científicos comprovam a eficácia de plantas como a cúrcuma e a valeriana no tratamento de condições específicas, oferecendo suporte à sua utilização terapêutica.

Segurança e Toxicidade: A pesquisa também revela potenciais riscos associados a plantas como o hipericão e a arnica, destacando a importância da segurança e da monitorização.

4.2 Avanços Tecnológicos:

Farmacognosia: Os avanços na farmacognosia e nas tecnologias ômicas estão aprimorando nossa compreensão dos compostos bioativos e dos mecanismos de ação das plantas medicinais.

5. Aplicações Terapêuticas e Estudos de Caso

5.1 Tratamento de Condições Comuns:

Chás, Pomadas e Tinturas: A criação de chás, pomadas e tinturas a partir de plantas medicinais oferece formas práticas e acessíveis de tratar condições comuns, como ansiedade e distúrbios digestivos.

5.2 Estudos de Caso:

Sucessos e Desafios: Casos como o cultivo sustentável da arnica e a parceria com comunidades indígenas para o uso do açaí ilustram a importância de práticas éticas e sustentáveis na herbologia.

6. Conclusão

6.1 Integração e Futuro da Herbologia:

Integração com Medicina Convencional: A herbologia pode complementar a medicina convencional, oferecendo uma abordagem integrativa que valoriza o conhecimento tradicional e científico.

Pesquisa e Desenvolvimento: O contínuo investimento em pesquisa científica e práticas sustentáveis é essencial para avançar na compreensão e no uso das plantas medicinais.

6.2 Importância da Conscientização:

Educação e Responsabilidade: A educação contínua sobre herbologia e a promoção de práticas éticas são fundamentais para garantir o uso seguro e eficaz das plantas medicinais.

Este capítulo resume os principais tópicos abordados ao longo do livro, consolidando o conhecimento sobre a herbologia e enfatizando a importância da sustentabilidade, ética e pesquisa científica. A recapitulação serve como uma ferramenta para reforçar os conceitos discutidos e promover uma prática informada e responsável no cultivo e uso de plantas medicinais.

Capítulo: Reflexão Final

Considerações Finais e Incentivo à Prática Responsável da Herbologia

À medida que concluímos nossa jornada através do fascinante mundo da herbologia, é fundamental refletir sobre os princípios e práticas que moldam o uso de plantas medicinais e seu impacto no nosso mundo. Este capítulo final busca consolidar a compreensão adquirida, reforçar os valores essenciais da herbologia e incentivar uma abordagem responsável e informada.

1. A Relevância da Herbologia no Mundo Moderno

1.1 Conexão com a Natureza:

A herbologia nos lembra da profunda conexão entre os seres humanos e o mundo natural. As plantas medicinais oferecem uma forma de reconectar com a natureza e utilizar seus recursos de maneira consciente e sustentável. Este vínculo não apenas promove o bem-estar individual, mas também reforça a importância da preservação ambiental e da biodiversidade.

1.2 Avanços e Desafios:

O avanço da ciência e da tecnologia proporcionou uma compreensão mais profunda das propriedades e mecanismos das plantas medicinais. No entanto, os desafios relacionados à sustentabilidade, ética e segurança ainda permanecem. É essencial que a prática da herbologia evolua de forma a integrar o conhecimento tradicional com as descobertas científicas modernas, garantindo práticas que respeitem tanto o meio ambiente quanto as comunidades envolvidas.

2. Princípios para uma Prática Responsável

2.1 Sustentabilidade:

A prática da herbologia deve priorizar a sustentabilidade, adotando métodos de cultivo e colheita que respeitem e preservem os ecossistemas. A escolha de espécies nativas, o uso de técnicas de cultivo sustentáveis e a colheita responsável são fundamentais para garantir que as plantas medicinais estejam disponíveis para as futuras gerações.

2.2 Ética:

O respeito pelas comunidades locais e pelo conhecimento tradicional é uma pedra angular da prática ética da herbologia. As práticas devem ser conduzidas de forma a reconhecer e valorizar as contribuições culturais e os direitos das comunidades indígenas e locais, garantindo que os benefícios sejam compartilhados de maneira justa e equitativa.

2.3 Segurança e Eficácia:

A segurança deve sempre ser uma prioridade. A pesquisa científica deve ser utilizada para validar a eficácia das plantas medicinais e identificar possíveis riscos. A integração de evidências científicas com a prática tradicional ajuda a assegurar que os tratamentos sejam seguros e eficazes para os consumidores.

3. Incentivo à Educação e Pesquisa Contínua

3.1 Educação Contínua:

O conhecimento sobre plantas medicinais e suas aplicações está em constante evolução. A educação contínua é essencial para que profissionais e entusiastas da herbologia se mantenham atualizados sobre as últimas pesquisas, práticas e regulamentações. Participar de cursos, workshops e ler literatura científica são formas de manter-se informado.

3.2 Pesquisa e Inovação:

A pesquisa científica desempenha um papel crucial na validação e avanço do conhecimento sobre plantas medicinais. Incentivar a pesquisa e a inovação na área da herbologia ajuda a descobrir novos usos, melhorar a eficácia dos tratamentos e garantir a segurança dos produtos. Apoiar e colaborar com instituições de pesquisa pode levar a descobertas significativas que beneficiam tanto a prática clínica quanto o bem-estar público.

4. Reflexão Pessoal e Compromisso

4.1 Responsabilidade Pessoal:

Cada praticante de herbologia tem um papel importante na promoção de uma prática responsável. Isso envolve a aplicação dos princípios discutidos ao longo do livro em suas atividades diárias, desde o cultivo e a colheita até o uso e a recomendação de plantas medicinais. A responsabilidade pessoal também inclui a ética no relacionamento com clientes e a conscientização sobre as implicações ambientais e sociais das práticas de herbologia.

4.2 Compromisso com a Sustentabilidade e Ética:

Comprometer-se com a sustentabilidade e a ética não é apenas uma escolha profissional, mas também um compromisso pessoal com um mundo mais equilibrado e justo. Adotar práticas que respeitem a natureza e as comunidades ao nosso redor contribui para um futuro mais saudável e harmonioso para todos.

Conclusão

A herbologia é uma prática rica e multifacetada que oferece inúmeras oportunidades para promover a saúde e o bem-estar. No entanto, com essas oportunidades vêm responsabilidades significativas. Ao integrar os princípios de sustentabilidade, ética e pesquisa científica, podemos garantir que a prática da herbologia seja benéfica e segura, respeitando tanto o meio ambiente quanto as tradições culturais.

Este livro serve como um guia para compreender e aplicar esses princípios, incentivando uma abordagem informada e responsável à herbologia. À medida que continuamos a explorar e utilizar as maravilhas das plantas medicinais, que possamos fazê-lo com respeito, conhecimento e um compromisso firme com a prática responsável.

Glossário: Termos Técnicos e Suas Definições

Este glossário fornece definições para termos técnicos e conceitos importantes discutidos ao longo do livro. Compreender esses termos é essencial para uma prática informada e eficaz da herbologia.

1. Agentes Farmacológicos:

Substâncias presentes em plantas que têm efeitos terapêuticos ou fisiológicos no corpo humano. Exemplos incluem alcaloides, flavonoides e terpenos.

2. Anti-inflamatório:

Propriedade ou substância que reduz a inflamação no corpo. Muitas plantas medicinais possuem compostos anti-inflamatórios que ajudam a aliviar condições inflamatórias.

3. Compostagem:

Processo de decomposição de matéria orgânica para produzir um fertilizante natural e nutritivo. É uma prática comum em cultivo sustentável de plantas medicinais.

4. Eficácia:

Medida de quão bem uma planta medicinal ou tratamento alcança os resultados desejados. A eficácia é frequentemente avaliada por meio de estudos clínicos e pesquisas científicas.

5. Farmacognosia:

Estudo das propriedades medicinais das plantas e outros produtos naturais, incluindo a identificação e o isolamento de compostos bioativos.

6. Fitoterapia:

Uso de plantas e extratos de plantas para tratar doenças e promover a saúde. A fitoterapia é uma parte integral da medicina herbal.

7. Flavonoides:

Grupo de compostos químicos encontrados em plantas que possuem propriedades antioxidantes e anti-inflamatórias. São comuns em muitas ervas e frutas.

8. Infusão:

Método de preparo de chás, onde as partes da planta são mergulhadas em água quente para extrair seus princípios ativos.

9. Métodos Ômicos:

Tecnologias avançadas usadas para estudar os genomas (genômica), proteomas (proteômica) e metabolomas (metabolômica) das plantas, ajudando a identificar compostos bioativos e entender seus mecanismos de ação.

10. Pomada:

Preparação tópica que combina um extrato de planta medicinal com uma base oleosa ou cerosa. Usada para aplicar diretamente sobre a pele para tratar condições como inflamação e dor.

11. Tintura:

Preparação líquida concentrada obtida pela maceração de plantas em um solvente (geralmente álcool) para extrair seus compostos ativos. Usada como suplemento ou medicamento.

12. Terpenos:

Compostos aromáticos encontrados em muitas plantas que possuem propriedades terapêuticas, como propriedades anti-inflamatórias e antimicrobianas.

13. Tintureira:

Membro da família de plantas que são usadas para preparar tinturas, geralmente por meio da extração de seus princípios ativos com um solvente.

14. Sustentabilidade:

Prática de utilizar recursos de forma a não comprometer a capacidade das gerações futuras de satisfazer suas próprias necessidades. No cultivo de plantas medicinais, inclui práticas como a rotação de culturas e o uso responsável dos recursos naturais.

15. Fitossubstância:

Qualquer substância derivada de plantas que possui propriedades medicinais ou terapêuticas.

16. Farmacocinética:

Estudo de como o corpo absorve, distribui, metaboliza e excreta uma substância, como um composto de planta medicinal.

17. Farmacodinâmica:

Estudo dos efeitos bioquímicos e fisiológicos de uma substância e seus mecanismos de ação no organismo.

18. Concentração:

Quantidade de princípios ativos presentes em um extrato ou preparação de planta medicinal. A concentração pode afetar a eficácia e a segurança do tratamento.

19. Bioatividade:

Capacidade de uma substância para exercer um efeito biológico ou terapêutico no organismo. Compostos bioativos são aqueles que têm impacto significativo na saúde.

20. Maceração:

Processo de imersão de partes da planta em um líquido (geralmente água ou álcool) para extrair princípios ativos, usado na preparação de tinturas e extratos.

Este glossário serve como uma ferramenta para ajudar a entender melhor os conceitos discutidos no livro e apoiar uma prática informada e eficaz da herbologia. Se houver algum termo adicional que você gostaria de incluir, sinta-se à vontade para adicioná-lo conforme necessário.

Espero que tenham tido uma ótima leitura e que este livro seja bastante útil para sua iniciação no uso de ervas e na sua prática com as mesmas.